Dr. med. Steven J. Bock ist Allgemeinmediziner und Leiter des Rhinebeck Health Center in Rhinebeck, New York. Dort hat er ein Programm entwickelt, das den Körper zu einem vermehrten Melatoninausstoß anregt.

Michael Boyette ist Medizinjournalist und hat bereits sechs Bücher zum Thema Gesundheit geschrieben.

Dieses Buch wurde auf chlor- und säurefreiem Papier gedruckt.

Deutsche Erstausgabe September 1995
© 1995 für die deutschsprachige Ausgabe
Droemersche Verlagsanstalt Th. Knaur Nachf., München
Das Werk einschließlich aller seiner Teile ist urheberrechtlich
geschützt. Jede Verwertung außerhalb der engen Grenzen
des Urheberrechtsgesetzes ist ohne Zustimmung des Verlages
unzulässig und strafbar. Das gilt insbesondere für Vervielfältigungen,
Übersetzungen, Mikroverfilmungen und die Einspeicherung
und Verarbeitung in elektronischen Systemen.
Titel der Originalausgabe: »Stay Young the Melatonin Way«
Copyright © Lynn Sonberg Book Associates
Originalverlag: Dutton Signet, New York
Published by arrangement with Dutton Signet,
a divison of Penguin Books USA Inc.
Umschlaggestaltung: Herrlich & Herrlich, Berlin
Satz: Ventura Publisher im Verlag
Druck und Bindung: Ebner Ulm
Printed in Germany
ISBN 3-428-77220-5

5 4 3 2 1

Steven J. Bock
Michael Boyette

Wunderhormon Melatonin

Die Quelle von Jugend
und Gesundheit

Aus dem Amerikanischen
von Ulrike Schmid

Inhalt

Vorwort 7

Teil I
»Wunderhormon Melatonin«

1 Den Geheimnissen des Alterns auf der Spur 13
2 Die Zirbeldrüse – Blinddarm des Gehirns? 26
3 Melatonin und Altern 36
4 Melatonin und Freie Radikale 48
5 Melatonin und das Immunsystem 61
6 Melatonin und Krebs 68
7 Melatonin und elektromagnetische Felder 79

Teil II
Das Melatoninprogramm

8 Bestandsaufnahme eines Lebensstils 93
9 Im Einklang mit der Sonne 102
10 Eine melatoninfreundliche Ernährung 141
11 Weitere Möglichkeiten, um Freie Radikale zu
    neutralisieren 161
12 Eliminierung der elektromagnetischen Felder 170
13 Überprüfung des Medikamentenschranks 188
14 Melatonin und die Folgen einer
    Zeitverschiebung 200

15 Die Einnahme von Melatoninpräparaten 207
16 Die Zukunft der Melatoninforschung 219
17 Siebzig Jahre und sieben mal sieben dazu? 235

Literatur 241
Register 247
Bezugsquellenhinweis 254

Vorwort

Vielleicht haben Sie bis jetzt noch nichts über Melatonin gehört, aber das wird sich bald ändern. Diese natürliche Substanz wird in winzigen Mengen von einer Drüse unseres Gehirns produziert, und sie verspricht, Geheimnisse über bisher unbekannte Zusammenhänge unserer Körperfunktionen zu lüften.
In meiner Praxis setze ich Melatonin schon seit einigen Jahren ein. Je mehr sich Ärzte und Wissenschaftler mit diesem Stoff beschäftigen, desto mehr kommen sie einem Wissen auf die Spur, das schon lange in der fernöstlichen Medizin und von Heilpraktikern angewandt wird: Gesundheit beruht auf dem Gleichgewicht unserer Körperrhythmen.
Viele Probleme sind auf einen gestörten Biorhythmus des Körpers zurückzuführen. Eine Patientin klagt beispielsweise darüber, daß sie ständig müde ist. Vielleicht trinkt sie Unmengen Kaffee, um dies zu kompensieren. Doch oftmals sind die Selbstheilungskräfte des Körpers die beste Medizin; und wenn wir Kaffee und andere künstliche Stimulantien weglassen, findet der Körper seine innere Balance wieder. Die neuesten Forschungsergebnisse sowie die Beobachtungen in meiner Praxis zeigen, daß Melatonin eine wichtige Komponente ist, um dieses körperliche Gleichgewicht halten zu können. Melatonin hat verschiedene Aufgaben, die alle auf die eine oder andere Art etwas mit dem Erhalt der Ausgewogenheit zu tun haben. Gleich einem Dirigenten bringt Melatonin diverse Körpersysteme in Übereinstim-

mung und trägt zu ihrem harmonischen Zusammenspiel bei. Melatonin unterstützt die Verbindung zwischen diesen Körpersystemen sowie ihre Verbindung zur Außenwelt. Es trägt dazu bei, Zellen und Systeme zu regenerieren, die durch Toxine und alltäglichen Streß Schaden genommen haben. Melatonin läßt das komplexe System unseres Körpers reibungslos und harmonisch arbeiten.

Wissenschaftler entdeckten neue und bislang ungeahnte Verbindungen zwischen dem Körper und seiner Umwelt. Sie fanden heraus, daß wir weniger zu Infektionen und Herzerkrankungen neigen, wenn wir den Tag-Nacht-Rhythmus beachten. Sie entdeckten, daß zwei so scheinbar voneinander unabhängige Krankheiten wie Alzheimer-Krankheit und Diabetes damit zu tun haben, inwieweit wir in Einklang mit der Natur leben. Wie wir noch sehen werden, beginnen Wissenschaftler nun zu verstehen, daß sie viele Krankheiten sowie den Alterungsprozeß nur verstehen können, wenn sie sie im Zusammenhang mit den Zyklen der Natur sehen.

Die Melatoninforschung zeigt neue und praktische Wege, wie wir unser Leben und unsere Gesundheit verbessern können. Und das Beste daran ist, daß sie einfach, natürlich, billig oder sogar kostenlos sind.

In diesem Buch konzentrieren wir uns hauptsächlich auf Strategien, mit deren Hilfe wir unsere körpereigene Melatoninproduktion bis zum Optimum steigern können. Wir werden uns zwar auch mit Melatoninpräparaten beschäftigen, doch sind sie meiner Meinung nach als Ergänzung des natürlichen körpereigenen Melatonins und nicht als Ersatz zu betrachten. Ich ziehe es vor, die körpereigene Melatoninproduktion zu steigern und nur in besonderen Fällen durch Melatoninpräparate zu ergänzen.

Vielleicht halten manche Menschen diesen Ansatz für etwas

übervorsichtig, da bis jetzt alles darauf hinweist, daß Melatoninpräparate ungefährlich und wirksam sind. Ich glaube allerdings auch, daß der Weg zur Gesundheit damit beginnt, die körpereigenen Prozesse zu unterstützen. Auf den folgenden Seiten werden Sie Dutzende von Techniken finden, mittels derer Sie sich Ihren Biorhythmus zunutze machen können und jung und gesund bleiben.

Steven J. Bock

Teil I

»Wunderhormon Melatonin«

1 Den Geheimnissen des Alterns auf der Spur

Der spanische Entdecker Ponce de León und seine Gefolgsleute suchten in der Neuen Welt nach dem sagenhaften Jungbrunnen. Statt dessen entdeckten sie ein mit Vegetation überzogenes Land, das sie deshalb Florida benannten. Von seiner fruchtlosen Suche nach der ewigen Jugend enttäuscht, reiste Ponce de León nach Spanien zurück, wurde dort alt und starb.

Er war weder der erste, noch der letzte, der sich über die Geheimnisse des Alterns Gedanken machte, und vor allem darüber, wie er es verhindern könnte. Vom ersten Buch Mose an haben Menschen zu verstehen versucht, warum wir alt werden und sterben müssen, und haben alles Erdenkliche getan, um den Tod zu überlisten (oder wenigstens hinauszuschieben). Jede Kultur hat im Laufe ihrer Geschichte eine Menge Rezepte und Ratschläge überliefert, mit denen ein langes Leben und ein gesundes, vitales Alter erreicht werden können. Im Kaukasus preisen Legenden die lebensverlängernden Eigenschaften von Joghurt und Ziegenkäse. In Indien üben sich die Yogis in der Meditation und trinken ihren eigenen Urin. In Amerika gibt es eine ganze Palette, mit der man versucht, den Alterungsprozeß zu verlangsamen, angefangen vom Trainieren verschiedener Sportarten bis hin zur Anwendung von Kristallen. Seit Anfang des 17. Jahrhunderts strömten Millionen in das Land, das einst von Ponce de León erforscht worden war, in der Hoffnung, die sonnigen Winter Floridas könnten ihre

Gesundheit fördern und vielleicht sogar die Uhr des Lebens für eine Weile anhalten.
Ist diese alljährliche Völkerwanderung nicht mehr als eine Reaktion auf die Urlaubsanzeigen, oder kommt da etwas anderes zum Tragen – eine Art ursprüngliches Wissen um die Wirkung des Lichtes?
Dieser Gedanke ist nicht so weit hergeholt, wie Sie vielleicht denken mögen. Wissenschaftler haben entdeckt, daß bestimmte Muster von Tageslicht und Dunkelheit einen überraschenden Einfluß auf unsere Gesundheit haben. Neue Ergebnisse zeigen, daß der tägliche Hell-Dunkel-Rhythmus grundlegende biologische Rhythmen bei Tieren und Menschen reguliert (er macht zum Beispiel Vögel im Herbst unruhig und Schweine im Frühjahr fruchtbar).
Heute sind Hunderte von Wissenschaftlern an Universitäten und staatlich subventionierten Laboratorien damit beschäftigt, immer mehr Wissen über die Hypothese zu sammeln, daß diese Muster von hell und dunkel und die chemische Reaktion unseres Körpers darauf den Schlüssel enthalten, mit dem wir den Geheimnissen des Alterns auf die Spur kommen.

Auf der Suche nach dem Jungbrunnen

Wenn es einen Jungbrunnen gibt, so befindet er sich wahrscheinlich genau zwischen Ihren beiden Ohren: in Form einer winzigen, konisch geformten Drüse mitten in Ihrem Gehirn, die als Zirbeldrüse bekannt ist. Das mit dem »Brunnen« ist nicht wörtlich zu nehmen; die Zirbeldrüse ist nicht besonders produktiv. Sie schüttet fast unsichtbar winzige Mengen einer Substanz, Melatonin genannt, in den Blutkreislauf aus. Da Wissenschaftler inzwischen mehr über dieses geheimnisvolle und schwer faßbare Hormon erfahren haben, wissen sie, daß es weitreichende Wirkungen auf wichtige Prozesse in unserem Körper hat.

Die Zirbeldrüse, die durch Nervenbahnen direkt mit dem Auge verbunden ist, schüttet Melatonin aus, wenn es dunkel wird und hilft dadurch, den Biorhythmus unseres Körpers zu regulieren.

Die anfänglichen Untersuchungen konzentrierten sich auf Störungen des normalen Schlaf-wach-Rhythmus, unter denen beispielsweise Schichtarbeiter und Reisende leiden. Nachdem sich Forscher intensiver mit Melatonin beschäftigt hatten, fanden sie heraus, daß es ebenso *langfristige* Auswirkungen auf den Körper hat. Und nun stellt sich heraus, daß es vielleicht bei der Behandlung von Krankheiten von Nutzen ist, die auf den ersten Blick nichts mit Melatonin zu tun haben. Der Grund dafür:

Eine der häufigsten Ursachen für Zellschädigung rührt von einem chemischen Vorgang her, der Oxydation heißt. Oxydation läßt Eisen rosten, Farben verblassen und Öl ranzig werden. Bei einer Zelle zerstört Oxydation die komplexen chemischen Verbindungen, die zum Leben und zur Gesundheit benötigt werden. Dieser »Angriff« kann eine Reihe von Problemen verursachen, angefangen von faltiger Haut bis zur Herzkrankheit. Wird die DNA einer Zelle geschädigt, kann Oxydation Krebs begünstigen, indem sie Verwandlung von einer gesunden Zelle in eine Krebszelle auslöst.

Es hat sich gezeigt, daß Melatonin bei der Verhütung und Behandlung solcher Krankheiten nützlich sein kann, da es eines der stärksten Antioxydantien ist, das jemals entdeckt wurde. Ist Melatonin in der Zelle vorhanden, wird die Oxydation und somit der chemische Schaden verhindert. Indem es die zelluläre Oxydation verhindert, könnte es dazu beitragen, Veränderungen in Blutgefäßen zu verhindern,

die zu Bluthochdruck und Herzinfarkten führen und vielleicht die Wahrscheinlichkeit bestimmter Krebsarten verringern. (Es gibt bereits klinische Versuchsreihen in den Vereinigten Staaten, die die Wirksamkeit von Melatonin bei der Verhinderung und Behandlung von Brustkrebs testen.)
Zudem hat die antioxydantierende Eigenschaft des Melatonins zu neuen Überlegungen über das Altern geführt: Wissenschaftler haben schon vor Jahren erkannt, daß derartige gesundheitliche Probleme mit dem Alterungsprozeß zusammenhängen, doch bis jetzt wußten wir nicht, warum. Mit zunehmendem Wissen über die zellschützende Funktion des Melatonins gewinnen viele Wissenschaftler ganz neue Erkenntnisse: Sie nehmen an, daß viele, wenn nicht alle altersbedingten gesundheitlichen Probleme durch einen abnehmenden Melatoninspiegel verursacht werden. Mit zunehmendem Alter nimmt der Melatoninspiegel im Blut ab, und es scheint, daß dieser Rückgang dafür verantwortlich ist, daß unser Körper dann nicht mehr so gut in der Lage ist, Schädigungen, die durch Oxydation verursacht werden, zu verhindern oder zu korrigieren.
Die größte Hoffnung geht also noch weit über den gesundheitlichen Nutzen des Melatonin hinaus: Es scheint nämlich, daß Melatonin und die Zirbeldrüse die Uhr des Alterns kontrollieren und daß wir Melatonin einsetzen können, um den Alterungsprozeß zu verlangsamen.
Das ist mehr als bloße Spekulation. Untersuchungen an Tieren haben bereits eine wichtige Verbindung zwischen Melatoninwerten im Blut und klinischen Anzeichen des Alterns bewiesen. Diese Tests haben gezeigt, daß es möglich ist, den Alterungsprozeß zu beeinflussen, ja sogar die Lebenserwartung von Labortieren zu erhöhen, indem man ihre Melatoninproduktion manipuliert. Schon jetzt haben Wissenschaftler die Lebenserwartung von Labortieren

durch Transplantation von Zirbeldrüsen um mehr als 25 Prozent erhöht. (Bei Menschen könnte das bedeuten, daß sie bis zu ihrem hundertsten Geburtstag oder länger gesund und aktiv bleiben könnten!)

In den kommenden Kapiteln werden wir diese und andere Experimente sowie die Rolle des Melatonins in der menschlichen Entwicklung und im Alterungsprozeß schildern. Wir werden Ihnen die große Bandbreite der Vorteile, die Forscher an Melatonin entdecken, vorstellen, wie zum Beispiel

- die Verwendung von Melatonin als ungefährliches und natürliches Schlafmittel,
- seine Fähigkeit, prämenstruelle Beschwerden zu lindern,
- die Möglichkeit, das Immunsystem damit zu stimulieren und die Häufigkeit von Infektionen zu verringern,
- seine lebensrettende Wirkung auf altersbedingte Krankheiten wie Schlaganfall, Arterienverkalkung und Gedächtnisverlust,
- seine krebsbekämpfenden Eigenschaften,
- die Verwendung bei der Behandlung von Alzheimer-Krankheit, Autismus und anderen Leiden.

Zusätzlich werden wir Ihnen praktische und kostengünstige Tips bieten, dank derer Sie diese Vorteile ab heute für Ihr Leben nutzen können.

Doch lassen Sie uns zuerst die tiefgreifende Revolution innerhalb des wissenschaftlichen Denkens betrachten, die diese neuen Entdeckungen mit sich bringen.

Warum altern wir?

In allen Zeiten wurde der Alterungsprozeß von Laien und Fachleuten als unvermeidlicher und normaler Prozeß angesehen. Nach jahrzehntelangem Gebrauch ist der Körper einfach »abgenützt«. Vergleichen Sie den menschlichen Körper mit einem Auto: Nach rund 150 000 Kilometern beginnen manche Teile und Mechanismen zu versagen, und mit der Zeit ist das Auto nicht mehr fahrtüchtig.

Diese Sichtweise scheint sinnvoll zu sein. Sie ist die Basis, auf der die meisten Ärzte Krankheiten des fortgeschrittenen Lebensalters behandeln, nach dem Motto: wiederherstellen, Organfunktionen ersetzen oder ausgleichen. Das »kaputte Teil« reparieren, es flicken oder, wenn es nicht mehr zu reparieren geht, abnehmen. Aus dieser mechanischen Sichtweise des menschlichen Körpers geht hervor, daß das Altern und der Tod Defekte eines sehr ausgeklügelten Systems sind, verursacht durch schlechtes Material oder unprofessionelles Handwerk.

Nur – wir wissen seit mehr als hundert Jahren, daß dieser Vergleich hinkt. Der menschliche Körper ist keine Maschine. Er »leiert« nicht einfach »aus«. Tatsächlich erneuert sich unser Körper ständig, alte Zellen werden täglich durch neue Zellen ersetzt. (Die einzigen Zellen, die nicht ersetzt werden können, sind die Gehirnzellen, Zahnschmelzzellen und, bei Frauen, die Eier in den Eierstöcken.) Jahrelange Zellforschung legt eine ganz andere Erkenntnis nahe: Altern wird nicht durch Defekte im Körpersystem verursacht, das Altern *ist* das System selbst.

Neue Einsichten

Wir haben gelernt, daß der Alterungsprozeß weder so unkompliziert noch unvermeidlich ist. Bedenken Sie folgendes:

Viele Lebewesen sind so gut wie unsterblich. Im Gegensatz zu den Zellen des menschlichen Körpers gibt es einzellige Organismen wie Amöben und Bakterien, die im traditionellen Sinne nicht absterben. Sofern sie nicht durch Strahlung, Hitze oder Gefressenwerden zerstört werden, leben sie durch Zellteilung immer weiter.

Bei komplizierteren Lebewesen weist dieses System allerdings eine interessante Modifikation auf: Menschliche Zellen können sich, ebenso wie frei lebende Zellen, reproduzieren, allerdings nur begrenzt oft, bevor sie absterben. Menschliche Körperzellen, die im Labor beobachtet wurden, konnten sich nur etwa fünfzigmal teilen, ehe sie absterben. Bei Zellen älterer Menschen wurde nicht einmal diese Zahl erreicht.

Diese »metabolische Zeitbombe« gibt es nur bei höher entwickelten Lebewesen, nicht aber bei einfachen und wahrscheinlich älteren Arten. Dies könnte ein Hinweis darauf sein, daß der Prozeß des Alterns sich parallel zu der Komplexität eines Organismus entwickelt. (Interessanterweise kann sich im Labor nur eine einzige menschliche Zelle unendlich oft teilen, die Krebszelle.)

Selbst bei hochentwickelten Lebewesen ist die Lebenserwartung sehr unterschiedlich. In Kalifornien gibt es eine Kiefer mit Namen »Methusalem«, die 4700 Jahre alt ist (und sexuell noch immer aktiv ist!). Ihre potentielle Lebenserwartung ist demnach fünfzig Mal höher als die eines Menschen. Weiße Mäuse, deren genetischer Code dem der Menschen ähnlich ist (weswegen sie zum Testen neuer Medikamente und Therapien verwendet werden), haben eine Lebenserwartung von zwei bis drei Jahren, etwa den dreißigsten Teil eines Menschenlebens. Schimpansen – die uns am nächsten verwandten Tiere – haben nicht einmal 50 Prozent der Lebenserwartung eines Menschen.

Innerhalb einer Art gibt es überraschend wenig Unterschiede beim Prozeß des Alterns. Wenn unser Körper tatsächlich mit einem Auto vergleichbar wäre, müßten wir zumindest einige »Oldtimer« umhergehen sehen. Das höchste Lebensalter, das aus verläßlichen Quellen bekannt ist, wird jedoch mit 120 Jahren angegeben, ungefähr das anderthalbfache der durchschnittlichen menschlichen Lebenserwartung. (Übertragen auf Autos würde das bedeuten, daß das heute älteste funktionsfähige Auto etwa aus dem Jahr 1975 stammen würde.)

Die »Hellseher« auf Jahrmärkten können das Alter von Menschen deshalb oft so genau bestimmen, weil die physischen Zeichen des Alterns sich nach einem sehr streng vorgezeichneten Muster zeigen. Selbst die Amateure unter uns können das Alter der meisten Menschen bis auf fünf Jahre genau schätzen.

Alle diese Beobachtungen weisen darauf hin, daß das Alter nicht ein Ergebnis einer Reihe von unseligen Begebenheiten des Alltags ist, sondern daß es durch eine *innere* biologische Uhr gesteuert wird. Trotzdem konzentriert sich die Behandlung bzw. Verhütung altersbedingter Krankheiten darauf, *externe* Faktoren zu beeinflussen oder die Symptome des Alterns, nicht aber die Ursachen zu behandeln. Wie bereits erwähnt, deutet vieles darauf hin, daß das Altern ein Prozeß ist, der entwicklungsgeschichtlich bedingt ist, wie beispielsweise unsere Fähigkeit, auf dem Land und nicht im Wasser zu leben. Oberflächlich betrachtet drängt sich allerdings die Frage nach dem Sinn auf. Warum sollte das höhere

Alter eines Lebewesen einen Vorteil der Evolution bedeuten? Welchen möglichen Nutzen könnte es bieten?
Vom Blickwinkel eines Individuums keinen großen. Vom Blickwinkel einer ganzen Spezies aus gesehen fördern Altern und Tod tatsächlich die Evolution. Vor einigen Jahren gab es einen Aufschrei, als Richard Lamm, der damalige Gouverneur von Colorado, sagte, daß alte Menschen die Verantwortung dafür hätten, zu sterben und den Weg für die neue Generation frei zu machen. Das war zwar politisch unklug, wissenschaftlich aber richtig gesehen. Vom evolutionären Standpunkt aus betrachtet, hat eine Generation ihre Aufgabe erfüllt, wenn die Nachfolgegeneration die sexuelle Reife erreicht hat. Manche Wissenschaftler haben genauso argumentiert, auch wenn sie es weniger drastisch darlegten. Sie weisen darauf hin, daß sich in einer stabilen Population Geburten- und Sterberate decken müssen. Mit anderen Worten, je schneller die alte Generation stirbt, desto schneller können wieder neue Generationen geboren werden – was die Evolution schneller vorantreibt.
Demnach zu urteilen, sind wir Menschen sehr viel weniger entwickelt als kurzlebigere Organismen. Insekten beispielsweise leben, wachsen, vermehren sich und sterben innerhalb von Wochen oder sogar Tagen. Durch diesen schnellen Generationswechsel eignen sie sich hervorragend zu Beobachtungen von evolutionären Veränderungen. Außerdem haben sie einen echten Trumpf – 50 Jahre nach der Einführung organischer Pestizide sind viele Insektenarten, die damit ausgerottet werden sollten, dagegen resistent geworden.

Die Uhr umstellen

Trotz aller Vorteile, die Alter und Tod vielleicht für die Evolution bringen, möge man uns verzeihen, wenn wir unseren Teil zur natürlichen Selektion in diesem Sinne nicht beitragen wollen. Es gibt jedoch immer mehr Hinweise dafür, daß die Uhr des Alterns umgestellt werden kann.

Manche Menschen kommen früher in die Pubertät als andere, manche werden schneller alt. Wir alle kennen Menschen, die einfach weniger rasch zu altern scheinen als andere, und aus keinem ersichtlichen Grund. (Von zwei hundertjährigen Menschen, die ihr hohes Lebensalter ihrer »gesunden Lebensweise« zuschreiben, meint einer damit »Alkohol und gutes Essen«.) Ärzten ist bekannt, daß der Alterungsprozeß von einer Vielzahl von Umständen und Krankheiten abhängt. Menschen mit Down-Syndrom haben nur eine durchschnittliche Lebenserwartung von 35 Jahren. Sie sterben jung, weil sie schneller altern; mit Ende zwanzig bekommen sie schon typische Alterserscheinungen wie Haarausfall und Arthritis und bauen geistig ab. Menschen mit einer bestimmten Form von Blindheit dagegen leben oft überdurchschnittlich lange und altern weniger rasch. Nahrungsentzug bis zur Grenze des Verhungerns wirkt sich ebenfalls lebensverlängernd aus. Bei Tierversuchen wurde festgestellt, daß die Lebenserwartung von Mäusen fast verdoppelt werden kann, wenn ihre Nahrungszufuhr stark eingeschränkt wird.

Während der vergangenen zehn Jahre haben Wissenschaftler entdeckt, daß die Zirbeldrüse und ihr Hormon Melatonin die entscheidenden Faktoren bei diesen scheinbar unzusammenhängenden Phänomenen sind. Es scheint nun gesichert, daß die Zirbeldrüse die biologische Uhr ist, die den Alterungsprozeß kontrolliert und daß die Menge an Melatonin, die diese Drüse täglich produziert, den Grundrhythmus jedes Organs, jedes Gewebes und jeder Zelle des Körpers bestimmt. Melatonin regelt daneben noch andere biologische Rhythmen, beispielsweise die Schlaf-wach-Phasen oder das Einsetzen der Pubertät.

Ergebnisse von Laborversuchen stützen nun die These von einem Zusammenhang zwischen Melatonin und dem Prozeß des Alterns. Es hat sich gezeigt, daß Melatonin uns vor vielen altersbedingten körperlichen Veränderungen wie Herzkrankheit, Menopause, Gedächtnisstörungen und Schlaflosigkeit schützen kann.

Licht, Dunkel – und Ponce de León

Die Bildung von Melatonin wird zum großen Teil durch den Hell-Dunkel-Rhythmus eines Tages gesteuert (bekannt als zirkadianer Rhythmus oder Biorhythmus). Zwischen Zirbeldrüse und der Netzhaut des Auges besteht eine Verbindung. Dunkelheit ist ein Signal für den Körper, mit seiner Melatoninproduktion zu beginnen. Wenn Sie sich abends müde fühlen, ist das die Folge des Melatonin, das von der Zirbeldrüse in ihren Blutkreislauf ausgeschüttet wurde, wo physiologische Veränderungen ablaufen, die uns auf den Schlaf vorbereiten: Die Herzfrequenz und die Verdauung verlangsamen sich, die Körpertemperatur und der Blutdruck sinken, und Sie fühlen sich weniger wach. Wenn am Morgen helles Licht auf die Netzhaut der Augen fällt, wird die Melatoninbildung sofort eingestellt.

Diese chemischen Veränderungen fördern nachts den Schlaf und halten uns tagsüber wach. Wie wir in den folgenden Kapiteln sehen werden, hilft uns dieser Zyklus der

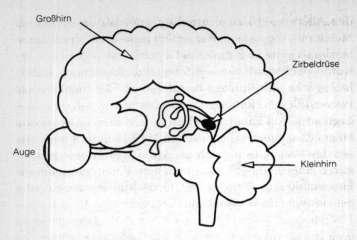

Die Zirbeldrüse. Die Zirbeldrüse, die mitten im Gehirn sitzt und durch direkte Nervenbahnen mit den Augen verbunden ist, erhält Informationen über Hell und Dunkel und überträgt sie in ein chemisches Signal, mit dem die verschiedenen Körperrhythmen reguliert werden.

Melatoninproduktion, den Körper vor den Auswirkungen des Altwerdens zu schützen.

Aufgrund unserer neuen Kenntnisse können wir einige interessante Thesen über Ponce de Leóns Suche und die jährlich wiederkehrende Auswanderung alter Menschen in das südliche Klima von Florida, Arizona und Kalifornien aufstellen. Bedenken Sie, daß Einwohner der Tropen nicht so gut mit den jahreszeitlich bedingten Veränderungen der Tageslänge zurechtkommen wie Bewohner nördlicher Breiten. Das Gleichgewicht wird gestört, wenn die Tage kürzer und düster werden und wir sie auch noch hauptsächlich im Haus und bei künstlichem Licht verbringen und uns nur wenig Zeit im Sonnen- beziehungsweise Tageslicht aufhalten. Zwar ist es nur Spekulation, doch ist es vielleicht gar nicht so abwegig, zu denken, daß diese Reisen nach Florida durch eine instinktive Sehnsucht unseres Körpers nach mehr Licht zustande kommen.

Sollte Melatonin – und vieles deutet darauf hin – wirklich den Alterungsprozeß kontrollieren, wäre möglich, daß Ponce de León bei seiner Suche nach dem Jungbrunnen doch eine bestimmte Spur verfolgte, nicht die Spur einer Heilquelle oder der lauen Winde, sondern des Lichts, das sich hinter dem Geheimnis der Kräfte des Landes verbarg, das er Florida nannte. Sicher ist es ein Zufall, aber ein sehr interessanter, daß Carrie White, die älteste Person, die jemals in den Vereinigten Staaten lebte, 1991 im Alter von 116 Jahren in einem Pflegeheim in Palatka, Florida starb, etwa 70 km von einer Quelle in St. Augustine entfernt, die in Legenden und in den Touristenführern als der langgesuchte Jungbrunnen bezeichnet wird.

In den folgenden Kapiteln werden wir die neuesten Forschungsergebnisse im Zusammenhang mit Melatonin detailliert beschreiben. Außerdem wollen wir Ihnen zeigen, wie diese Ergebnisse von Forschungslaboratorien in aller Welt Ihr Leben heute schon verbessern können und wie Sie dieses Wissen einsetzen können, um Ihr Wohlbefinden zu steigern. Wir werden Ihnen zeigen, wie Sie Ihre körpereigene Melatoninproduktion nützen, stimulieren und erhöhen können. Die Vorteile dieses Programms bestehen in sofort eintretenden gesundheitlichen Verbesserungen wie einer langfristigen Stärkung Ihrer Körperabwehr. Doch lassen Sie uns zuerst die Zirbeldrüse mit ihrer Schlüsselrolle betrachten, die sie in unserem Leben und für unser Wohlbefinden spielt.

2 Die Zirbeldrüse – Blinddarm des Gehirns?

Schon die alten Griechen und Römer wußten von ihr. Die Griechen gaben ihr einen Namen. Die Römer beschrieben sie. Die Hindus brachten sie in Zusammenhang mit dem Scheitel-Chakra, einem der sieben Energiezentren des Körpers.

Niemand wußte genau, wozu sie diente. Die griechischen Anatomiker der Antike verglichen ihre Form mit der eines winzigen Fichtenzapfens, woher der Name »Glandula pinealis« (pinea = Zapfen) rührt. Die Römer nahmen an, daß sie eine Bedeutung für das Blut habe. In der Renaissance wurde sie wiederentdeckt, man war der Meinung, sie versehe einige schlecht definierbare und unwichtige Aufgaben.

Selbst in den sechziger Jahren wurde die Zirbeldrüse von führenden Ärzten noch mit dem Blinddarm verglichen. Sie bezeichneten sie als ein kleines, verkümmertes Organ, das vielleicht bei unseren Vorfahren eine inzwischen längst vergessene Aufgabe erfüllt haben mochte, heute dagegen nur noch ein funktionsloses Körperteil sei.

Russel J. Reiter von der University of Texas, einer der führenden Wissenschaftler in der Erforschung der Zirbeldrüse, schreibt, daß die Zirbeldrüse bis vor kurzem eines der Teile des neuroendokrinen Systems gewesen sei, dem man am wenigsten Aufmerksamkeit geschenkt habe.

Diese Ansicht begann sich langsam zu ändern. Schon im Jahre 1898 erschienen Berichte in der medizinischen Fachliteratur, die behaupteten, daß die Zirbeldrüse eine Auswirkung auf die Pubertät habe. Diese Artikel waren jedoch verwirrend und widersprüchlich. Zum Beispiel wurde in einem dieser Berichte behauptet, daß ein Junge, der in der Gegend der Zirbeldrüse einen Tumor hatte, kurz danach in die Pubertät gekommen sei. In einem anderen Bericht verzögerte ein ähnlicher Tumor angeblich den Eintritt der Pubertät. (Damals waren Gründe für diese Widersprüchlichkeiten noch nicht bekannt, – nämlich daß der eine Tumor die Zirbeldrüse wahrscheinlich stimulierte, während der andere sie zerstörte.) Es war bekannt, daß die Zirbeldrüse bei Vögeln sehr viel größer und stärker ausgebildet war und daß über Nervenfasern eine Verbindung mit den Augen bestand. Doch noch immer kannte niemand ihre Funktion, weder bei den Vögeln noch beim Menschen.

Ende der fünfziger Jahre begann sich das Geheimnis um die Zirbeldrüse langsam zu lüften, wenngleich es weitere drei Jahrzehnte dauerte, bis die Teile des Puzzles langsam ein komplettes Bild ergaben. Es stellte sich nämlich heraus, daß die Zirbeldrüse (oder Epiphyse) eine Substanz ausscheidet, die in ihrem chemischen Aufbau dem Hormon Serotonin und dem Hautpigment Melanin ähnelt. Daher nannte man diese Substanz Melatonin.

Doch auch in den folgenden zehn Jahren konnte niemand herausfinden, welche Aufgabe dieses Melatonin hatte. Es wird in einer so winzigen Menge produziert, daß selbst die empfindlichsten Labormeßgeräte kaum in der Lage waren, es im Blut nachzuweisen. 1963 wurde festgestellt, daß es sich bei Melatonin um ein Hormon handelt, einem der Signale vermittelnden Stoffe, die für das geordnete Zusammenspiel unserer Körperfunktionen zuständig sind. Wegen der begrenzten Untersuchungsmöglichkeiten ihrer Geräte und ihres begrenzten Wissens konnten die Wissenschaftler die Funktion dieses Hormons jedoch nicht feststellen.

Anfang der siebziger Jahre begannen Dr. Reiter und andere Forscher, die Geheimnisse der Epiphyse und ihres mysteriösen Produktes, des Melatonins, aufzudecken. Bis dahin waren die Forschungen durch das geringe Vorkommen des Melatonins im Blut, das nur in fast unmeßbar kleinen Mengen vorkommt, erschwert gewesen. Mit der Zeit wurde es möglich, Melatonin in relativ großen Mengen synthetisch herzustellen; außerdem fand man Möglichkeiten, die im Blut zirkulierenden mikroskopisch kleinen Mengen zu messen. Das synthetische Melatonin war chemisch identisch mit natürlichem Melatonin, und die relativ geringen Herstellungskosten erlaubten die Durchführung groß angelegter Untersuchungen.

Die sich häufenden Forschungsberichte zum Thema machten klar, daß die Epiphyse tatsächlich ein wichtiges Organ ist, das ganz unterschiedliche Auswirkungen auf den Körper hat:

- In der Hypophyse fungiert das Melatonin als Haupthormon und regt die Ausschüttung verschiedener anderer Hormone an, die beispielsweise die Verdauung oder die Menstruation und zahlreiche andere Körperfunktionen regulieren.
- Im Gehirn leitet Melatonin durch Verlangsamung der Gehirnaktivität den Schlaf ein.
- Im Herz-Kreislaufsystem reduziert Melatonin die Wahrscheinlichkeit einer Thrombenbildung, bietet also einen indirekten Schutz vor Herzinfarkt und Schlaganfall.
- Melatonin fördert die Fähigkeit der weißen Blutkörperchen, Antikörper zu bilden, die zur Identifizierung und Bekämpfung von Infektionen gebraucht werden.
- Melatonin wirkt auf Körperzellen als Antioxydans und schützt sie damit gegen sogenannte Freie Radikale, deren

Auftreten in Zusammenhang mit Krebs und vielen anderen Erkrankungen gebracht wird.

Wie sich in den folgenden Kapiteln zeigen wird, ist dies noch nicht alles. Wo immer Wissenschaftler Melatonin erforschten, fanden sie heraus, daß es an einer Vielzahl lebenserhaltender Funktionen beteiligt ist.

Innerhalb des Netzwerkes

Warum hat eine Substanz, die in solch geringen Mengen produziert wird, solch große Auswirkungen? Auf welche Art und Weise kann sie so viele verschiedene Körperfunktionen beeinflussen? Ein Teil der Antwort hat mit der Rolle des Melatonins zu tun, die darin besteht, dem Körper zu helfen, mit sich selbst zu kommunizieren.
Der menschliche Körper besteht aus einer großen und vielfältigen Anzahl von Organen und Geweben, die unzählige unterschiedliche Funktionen ausüben. Um ein harmonisches Zusammenspiel dieser Funktionen zu gewährleisten, ist ein Kommunikationssystem nötig, gegen das die Erfindung des Telefonnetzes ein Kinderspiel ist.
Informationen werden im Körper auf zwei Arten übermittelt: elektrisch oder chemisch. Ein Ton, der durch unser Ohr aufgenommen wird, verwandelt sich in winzige elektrische Impulse, die über den Hörnerv ins Gehirn transportiert werden.
Visuelle Eindrücke werden ähnlich, nämlich über den optischen Nerv ins Gehirn weitergegeben. Elektrische Signale, die vom Gehirn ausgehen, beeinflussen die Muskeln, nicht nur die willkürlichen, die wir zur Fortbewegung brauchen oder um einen Nagel einschlagen zu können, sondern auch

die unwillkürlichen Muskeln des Herzens, der Lunge und des Verdauungssystems.

Das ist jedoch nur ein Teil des Netzwerks. Neben den elektrischen Signalen gibt es auch chemische Signale. Eine Gruppe chemischer Boten sind die Neurotransmitter, die von den Nervenzellen ausgeschüttet werden. Neurotransmitter können – über die Synapsen – Signale zwischen Nervenzellen transportieren.

Von Neurotransmittern wird angenommen, daß sie bei fast jeder Gehirnfunktion eine Rolle spielen: Schlaf, Wachsein, Schmerz, Lust, Gefühlsbewegungen, Angst, Erinnerung, Reiz, Stimmungen. Sie tragen dazu bei, die Rohinformation, die von unseren Sinnen oder Gedanken kommt, mit Bedeutung zu belegen. Eine Depression oder Manie kann beispielsweise durch ein gestörtes Gleichgewicht der Neurotransmitter im Gehirn entstehen und wird oft mit Medikamenten behandelt, die diese chemischen »Boten« beeinflussen.

Hormone, einschließlich des Melatonins, hängen eng mit den Neurotransmittern zusammen. Sie werden hauptsächlich in den unterschiedlichen Drüsen des hormonellen oder endokrinen Systems produziert und regulieren die Zellfunktion im Körper. Oft haben sie weitreichende Funktionen und koordinieren die Aktivitäten zahlreicher Systeme im Körper. Adrenalin beispielsweise, das im Nebennierenmark gebildet wird, veranlaßt bei Streß eine Anzahl von Veränderungen im Körper: Die Herzfrequenz wird erhöht, das Blut in die lebenswichtigen Organe transportiert, die Verdauung verlangsamt und die Wachsamkeit erhöht.

Oft überschneiden sich die Aufgaben der beiden Botenstoffe. So sind Serotonin und Dopamin sowohl Neurotransmitter als auch Hormone; das hängt davon ab, an welcher Stelle im Körper sie sich befinden.

Die Zirbeldrüse hat ebenfalls von beidem etwas. Anatomisch besteht sie aus Zellen, die denen der Netzhaut des Auges gleichen. Physiologisch ist sie jedoch ein Teil des endokrinen Systems.

Das endokrine oder hormonelle System besteht aus Hypophyse, Schilddrüse, Thymus, Nebenschilddrüse, Nebenniere (Rindenanteil und Markanteil), Geschlechtsdrüse und Bauchspeicheldrüse. Jede Drüse hat eine andere Funktion. Im Gegensatz zum Nervensystem oder dem Herz-Kreislaufsystem ist das hormonelle System keine physische Einheit, sondern eine lose Verbindung zwischen verschiedenen Organen, die unterschiedliche Funktionen haben. Um Teil dieses Systems sein zu können, muß ein Organ, das Drüse genannt wird, einen Stoff – vorwiegend in die Blutbahn – abgeben; das ist die Bedeutung von endokrin.

Lange galten die Drüsen des endokrinen Systems in der Geschichte der Medizin als etwas Rätselhaftes. Den Wissenschaftlern fehlte die Fähigkeit, die winzigen abgesonderten Flüssigkeitsmengen zu isolieren, zu messen und zu identifizieren. Ab Mitte des 20. Jahrhunderts bahnte sich eine Revolution in der Endokrinologie an, da höher entwickelte und empfindlichere Labormethoden den Wissenschaftlern ein Studium dieser Substanzen und ihrer Wirkungen erlaubten. Gleichzeitig machten Fortschritte in der Biochemie es möglich, synthetische Ausführungen dieser Hormone in großen Mengen herzustellen, was eine Untersuchung ihrer Wirkung und ihren Gebrauch für medizinische Zwecke erleichterte.

Tatsächlich sind viele große pharmazeutische Errungenschaften nichts als künstliche Versionen dieser Substanzen, zum Beispiel Kortikosterone, Epinephrin (= Adrenalin), Östrogen, Wachstumshormon und nun Melatonin. Ärzte benützen sie genauso, wie sie im Körper wirken: zur Regulation und Modifikation grundlegender Körperfunktionen. Kortikosterone, die in der Nebennierenrinde hergestellt werden, beeinflussen das Immunsystem; sie sind ein nützliches Medikament zur Behandlung einer Entzündung oder einer allergischen Reaktion.

Auch wenn sie nur klein ist, nimmt die Zirbeldrüse in diesem System eine wichtige Rolle ein: Sie koordiniert die Aktionen der anderen Drüsen wie ein Dirigent ein Orchester. Dies trägt zu der Erklärung bei, warum Melatonin auf so viele Teile des Körpers Einfluß hat.

Die Botschaft des Melatonins

Melatonin spielt eine entscheidende Rolle für die Art und Weise, in der das chemische und das elektrische »Netzwerk« innerhalb des Körpers zusammenarbeiten. Aufgrund einer sorgfältig zusammengesetzten Reihe von Schritten übersetzt der Körper Informationen, die von der Außenwelt kommen, in chemische Botschaften, die jeden Teil des Körpers erreichen und dazu beitragen, dieses komplexe System im Gleichgewicht zu halten. Der Weg einer Botschaft beginnt beispielsweise im Auge: Licht fällt auf die Netzhaut und löst einen Nervenreiz aus. Die Augen sind durch Nervenfasern mit der Zirbeldrüse verbunden. (Es besteht sogar Grund zu der Annahme, daß die Zirbeldrüse sich aus den Zellen des Auges entwickelt hat.)

Erreicht dieser Reiz die Zirbeldrüse, wird eine Serie chemischer Reaktionen ausgelöst, die zur Produktion der Hormone Serotonin und Melatonin führt. Fällt Licht in das Auge ein, wird Serotonin, aber so gut wie kein Melatonin produziert. Erst bei Dunkelheit verwandelt die Zirbeldrüse Serotonin in Melatonin.

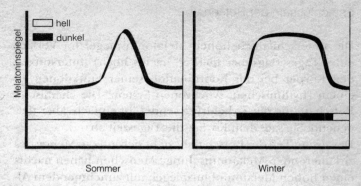

Melatoninproduktion. Bei Beginn der Dunkelheit erhöht sich die Melatoninproduktion, erreicht ihre größte Ausschüttung in der Mitte der Nacht und nimmt gegen Morgen wieder ab. Werden die Nächte länger (im Winter), wird Melatonin ebenfalls über längere Zeitspannen hinweg produziert.

Gemeinsam übersetzen Auge und Zirbeldrüse Informationen von außen (Licht und Dunkel) in eine chemische Botschaft (Serotonin und Melatonin), die von jeder Zelle des Körpers entschlüsselt werden kann.

Die Zirbeldrüse speichert Melatonin nicht, sondern schüttet es direkt in den Blutstrom aus. Deshalb zirkuliert nachts eine relativ hohe Melatoninkonzentration im Blutstrom des ganzen Körpers. Sobald ein Lichteinfall auf die Netzhaut des Auges die Melatoninproduktion der Zirbeldrüse beendet, nimmt die Melatoninkonzentration in Blut und Gewebe ebenfalls ab.

Entschlüsseln der Botschaft

Die unterschiedlich hohen Melatoninspiegel im Verlauf eines Tages (tagsüber niedrig, nachts hoch) unterstützen den Körper bei der Koordination seiner Funktionen zu einem rhythmischen, synchronen System. Die chemische Botschaft, die die Zirbeldrüse sendet, ist einfach, aber tiefgehend: Sie sagt dem Körper die Tageszeit an.

Der zweite Teil der Botschaft bezieht sich auf die Menge des zirkulierenden Melatonins. Junge Menschen haben nachts einen hohen Melatoninblutspiegel; mit zunehmendem Alter nimmt die Höhe des Melatoninspiegels ab. Es scheint, daß diese Reduktion des nächtlich zirkulierenden Melatonins für das Altern der Zellen verantwortlich sowie die Ursache für Schäden und die Störung lebensnotwendiger Vorgänge im Körper ist, das heißt, sie ist für den körperlichen Abbau im Alter verantwortlich.

Eine neue Theorie des Alterns

Im vergangenen Jahrzehnt haben sich diese neuen Erkenntnisse über Melatonin, wie in einem Puzzle, langsam zusammengefügt und ein Bild ergeben. Wie wir sehen werden, hat Melatonin eine Verbindungsfunktion zwischen den grundlegenden Körperfunktionen: der Fähigkeit zur Reproduktion der Abwehr von Krankheitserregern und der Regulierung rhythmischer, alltäglicher Abläufe. Diese Abläufe benötigt der Körper für alle seine Lebensvorgänge. Geschehen diese nicht mehr reibungslos, befindet sich der Körper in einem Prozeß, den wir »Altern« nennen.

Altern ist jedoch kein willkürlicher Prozeß von Auflösung und Zerfall; im Gegenteil, es treten vorhersagbare Dinge

ein. Wir sind zum Beispiel anfälliger für bestimmte Krankheiten wie Herzkrankheiten, Krebs und Diabetes.
Infektionen können weniger gut abgewehrt werden. Der Schlaf ist weniger tief. Das Gedächtnis läßt nach. Frauen werden unfruchtbar und Männer verlieren einen Teil ihrer Potenz.
Einigen Wissenschaftlern wurde bald klar, daß alle diese Phänomene miteinander auf die eine oder andere Art zusammenhängen. Wie wir im folgenden Kapitel sehen werden, hat sich aus den verschiedenen Untersuchungen eine revolutionäre neue Sicht des Alterns entwickelt, in der die winzige Zirbeldrüse, die einst als Blinddarm des Gehirns abgetan wurde, die Hauptrolle spielt.

3 Melatonin und Altern

Vor einigen Jahren traf sich eine Gruppe von Wissenschaftlern in der italienischen Stadt Copanello, um die neuesten Forschungsergebnisse zum Thema »Altern« zu diskutieren. Unter den unzähligen, sehr komprimierten Vorträgen zu Themen aus der Biochemie, Endokrinologie, Statistik und Methodologie war einer, der durch seine Geschliffenheit und seine Bedeutung für das praktische Leben von den übrigen Referaten abstach. Der Autor stellte die provokante Behauptung auf, daß es möglich sei, die Lebensdauer von Labormäusen durch Einschränkung ihrer Ernährung beträchtlich zu erhöhen. Dieser erste Nachweis, daß der Prozeß des Alterns beeinflußt werden kann, bedeutet einen Wendepunkt in unserem Verständnis von Biologie. Am Tag, an dem er vorgestellt wurde, beklatschte man ihn nicht, sondern belächelte ihn.
Skeptiker hielten dies schlicht für unmöglich. Den Leitern des Experiments mußte ein Fehler unterlaufen sein. Der Gedanke, daß man nur weniger zu essen brauchte, damit die Uhr des Alterns langsamer tickte, war zu gut und zu *einfach*, um wahr zu sein.
Der Zirbeldrüsenforscher Walter Pierpaoli schreibt im Jahrbuch der New Yorker »Academy of Science«, daß er in dem Moment, als er das Gelächter der Zuhörerschaft hörte, an die Existenz einer »Uhr des Alterns« zu glauben begann. Mit dem Zitat eines Kollegen zeigte er auf, daß es drei Kriterien gibt, anhand derer ein Wissenschaftler weiß, ob seine Entdeckungen richtig sind: »Zum einen sind die Ergebnisse

richtig, wenn andere Forscher behaupten, sie seien falsch; zweitens, sind sie zutreffend, wenn man von Kollegen ausgelacht wird; und der dritte Beweis für die Gültigkeit der Ergebnisse ist das Ausbleiben von Fördergeldern.«
Als Forscher später demonstrierten, daß eine ähnliche Verlängerung der Lebensspanne möglich war, wenn man Mäusen täglich ein natürlich vorkommendes, billig herzustellendes Hormon verabreichte, wurde die Skepsis noch größer.
Zum einen widersprachen diese neuen Ergebnisse einigen wohlgehüteten Vorstellungen über das Altern. Die verbreitete Meinung über den Prozeß des Alterns, die ein Ergebnis jahrzehntelanger Forschung und des Verbrauchs von vielen Milliarden Dollar von Forschungsgeldern war, hatte bis jetzt gelautet: »Das Altern ist ein komplexer Prozeß, der sich aus zahllosen Faktoren zusammensetzt, auf die wir relativ wenig Einfluß haben.« Schon beim Betrachten von nur einem Aspekt des Alterns, wie das gesteigerte Risiko, an Krebs zu erkranken, wird diese Komplexität deutlich. Es gibt eine beträchtliche Anzahl von Krebsarten, die sich alle voneinander unterscheiden. Selbst innerhalb einer Krebsart gibt es eine fast verwirrende Vielzahl von Variationen. Häufig besteht bei Lungenkrebs ein Zusammenhang zwischen Rauchen und der Erkrankung; doch manchmal bekommen Menschen Lungenkrebs, die nie in ihrem Leben eine Zigarette geraucht haben. Viele Kettenraucher dagegen entwickeln keinen Krebs. Manche Menschen bekommen mit 40 Jahren Lungenkrebs, andere mit 80. Es gibt unterschiedliche Arten von Lungenkrebs, einige sind aggressiver als andere, bei manchen schlägt die Behandlung an, bei anderen nicht.
Dies ist nur ein kleiner Teil des Puzzles »Alterungsprozeß«. Trotz intensiver Forschung sind Gründe für das Auftreten der Alzheimer-Krankheit unbekannt, und Präventivmaß-

nahmen gibt es nicht. Die Anzahl der Herzerkrankungen erhöhte sich während der ersten 60 Jahre des 20. Jahrhunderts rapide, blieb dann aus keinem erkennbaren Grund konstant und nahm schließlich wieder ab.

Mäuse so alt wie Methusalem?

Selbst nachdem Wissenschaftler akzeptiert hatten, daß Mäuse durch Einschränkung ihrer Nahrung länger am Leben bleiben, hatte das, zumindest zunächst, keine Veränderungen in der geriatrischen Medizin zur Folge. Zum einen hatte die Entdeckung keinen praktischen Wert, da die Mäuse immer am Rand des Verhungerns leben mußten und das zeit ihres Lebens. Die meisten Forscher, die sich mit dem Prozeß des Alterns beschäftigten, betrachteten diese Ergebnisse als eine wissenschaftliche Kuriosität, nicht mehr. Es waren jedoch die ersten Hinweise dafür, daß es tatsächlich möglich ist, Einfluß auf das Altern zu nehmen.
Diese Studien bildeten die Basis für Untersuchungen der alterungshemmenden Wirkungen des Melatonins, und diese neuen Untersuchungen konnte man nicht mehr so leicht ignorieren. Weitere Forschungen ergaben, daß Nahrungsentzug nicht nur die Lebensdauer verlängert, sondern daß dabei der Rhythmus der Melatoninproduktion von Jugendlichen aufrechterhalten wird, was auf die Art und Weise hinweist, wie Nahrungsentzug die Lebensspanne verlängert. Diese Ergebnisse brachten Forscher wie z.B. Pierpaoli darauf, zu untersuchen, ob es möglich ist, dieselben Resultate durch direkte Melatoningaben zu erzielen, anstatt durch Nahrungsentzug.
Es war möglich. Mit der Zeit kamen andere Forscher auf ähnliche Ergebnisse. Es blieben aber auch Fragen offen.

Wenngleich die Mäuse in diesen Untersuchungen länger als normal lebten, war es schwierig, zwischen den Auswirkungen des Melatonins aus der Zirbeldrüse und anderen Faktoren, wie z.B. Nahrungsaufnahme, zu differenzieren. Wurde die längere Lebensdauer tatsächlich durch Melatonin und damit über die Zirbeldrüse bewirkt?

1991 berichteten Pierpaoli und der russische Wissenschaftler Vladimir Lesnikow von einem aufregenden Experiment, das einen direkten und unbestreitbaren Beweis dafür brachte, daß die Zirbeldrüse den Prozeß des Alterns bestimmt. Sie züchteten zwei Gruppen von Mäusen, die genetisch in jeder Hinsicht identisch waren, und zogen sie unter völlig gleichen Bedingungen auf. Es gab nur einen Unterschied zwischen den beiden Gruppen: Die eine Gruppe war jung, zwischen drei und vier Monate alt, die andere Gruppe bestand aus 18 Monate alten Mäusen (was bei Mäusen schon dem Pensionsalter entspricht).

Unter Narkose wurden den Nagern die Zirbeldrüsen ausgetauscht. Alle alten Mäuse hatten damit »junge« Zirbeldrüsen, während die jungen Mäuse »alte« bekommen hatten. Zuerst passierte nicht viel. Da alle Mäuse genetisch identisch waren, wurden die »neuen« Organe problemlos akzeptiert. Nach einigen Wochen begannen die jungen Mäuse jedoch abzubauen und unfehlbare Zeichen eines beschleunigten Alterns zu zeigen. Die alten Mäuse verjüngten sich. Am Ende des Experiments gab es keinen Zweifel mehr. Die jungen Mäuse mit den »alten« Zirbeldrüsen lebten durchschnittlich 17 Monate, was ungefähr zwei Drittel der normalen Lebensdauer von Mäusen entspricht. Im Vergleich dazu lebten die alten Mäuse mit den »jungen« Implantaten 34 Monate lang, also doppelt so lange wie die erste Gruppe und fast um die Hälfte länger, als eine Maus normalerweise lebt!

Eine neue Sichtweise

Diese Untersuchungen führten zu einer neuen Betrachtungsweise des Alterungsprozesses, die das Altern nicht als eine Ansammlung voneinander unabhängiger Probleme betrachtet, sondern als einen fortschreitenden Verfall elementarer Körpersysteme.

Wissenschaftler sehen den Alterungsprozeß nun

- als einen Zusammenbruch von Körperrhythmen, wodurch die sorgfältig koordinierten Systeme des menschlichen Körpers nicht mehr harmonieren. Dieser Ansicht zufolge könnten beispielsweise Gedächtnisschwächen mit Störungen der Schlafgewohnheiten zusammenhängen.
- als einen Zusammenbruch der Kommunikation: Die hoch entwickelten Kommunikationssysteme des Körpers funktionieren nicht mehr so reibungslos, wie sie es eigentlich sollten (siehe Kapitel 2). Mit sinkender Kommunikation zwischen den einzelnen Systemen nimmt auch die Leistungsfähigkeit des Körpers als Ganzem ab. Gemäß dieser Theorie würde das endokrine System weniger sensibel auf etwaige Veränderungen im kardiovaskulären System reagieren und produzierte dadurch nicht die richtige Menge an Hormonen, bzw. würde sie zur falschen Zeit ausschütten.
- als einen Zusammenbruch des Immunsystems und der Fähigkeit des Körpers, zwischen Fremdem und Eigenem zu differenzieren. Einerseits führt dies zu einer erhöhten Infektionsgefahr, einer größeren Neigung, an Krebs zu erkranken, und einer Verlangsamung des Heilungsprozesses, andererseits treten vermehrt Autoimmunreaktionen auf, bei denen das Immunsystem nicht mehr in der

Lage ist, eigenes Gewebe zu erkennen, und es angreift, als ob es sich um Krankheitserreger handelte.

Diese drei Auffassungen überschneiden sich in einigen Punkten, und bis zu einem gewissen Grad stellen sie einfach drei verschiedene Perspektiven eines größeren Phänomens dar – das Bild eines Stabilitätsverlustes der gesamten Körpersysteme. Ein Zusammenbruch der Kommunikation innerhalb des Körpers führt natürlicherweise zu Störungen des Körperrhythmus, was wiederum Einfluß auf die Fähigkeit des Immunsystems hat, angemessen auf eine Infektion oder eine Krebserkrankung zu reagieren.
In allen drei Punkten zeigen sich die drei Schlüsselrollen der Zirbeldrüse und ihres Produkts, des Melatonins:

– Als innere Uhr und Kalender koordiniert Melatonin den Körperrhythmus.
– Als chemischer Botenstoff (Neurotransmitter und Hormon) unterstützt Melatonin die Aufrechterhaltung des Kommunikationsflusses.
– Als wichtiges Hormon hat Melatonin eine Schlüsselrolle bei der Regulierung des Immunsystems.

Melatonin und Verdauung

Neben der rhythmisch erfolgenden Produktion des Melatonins in der Zirbeldrüse gibt es im Körper eine zweite wichtige Melatoninquelle, die des Verdauungstraktes. Dieses Melatonin wird im Gegensatz zum Melatonin aus der Zirbeldrüse ziemlich regelmäßig produziert. Dadurch besteht während des ganzen Tages ein gewisser Melatoninspiegel im Körper. Außerdem wird das Melatonin, das im Verdauungstrakt produziert wird, nicht durch Licht und Dunkelheit beeinflußt. Das bedeutet, daß das Verdauungssystem eine gänzlich unabhängige Melatoninquelle ist.

Wissenschaftler beginnen erst jetzt, den Zusammenhang zwischen Verdauungstrakt und Melatonin zu erforschen. Es ist noch nicht bekannt, warum diese zweite Quelle existiert und welche Rolle sie im Alterungsprozeß spielt.

Interessanterweise fand man heraus, daß sich die Melatoninproduktion im Darm erhöht, wenn die Kalorienzufuhr abnimmt. Manche Forscher nehmen an, daß dieser Effekt ein Teil der komplexen Anpassung an den Alterungsprozeß ist, der auf Nahrungsknappheit reagiert. Wird die Nahrung knapp, nimmt die Fruchtbarkeit ab. Die Tiere, die trotzdem auf die Welt kommen, haben eine sehr viel geringere Chance, Geschlechtsreife zu erlangen, da sie jünger und kleiner und somit benachteiligt im Kampf um knappes Futter sind. Überleben weniger junge Tiere, ist die ganze Spezies abhängig, da sich Fruchtbarkeit und Lebensspanne der älteren Generation verlängert, damit die Art überlebt. Einfach ausgedrückt bedeutet dies, daß die ältere Generation länger leben muß, um mehr Möglichkeiten zur Vermehrung zu haben. Gibt es dagegen genug Nahrungsmittel, überleben mehr Jungtiere und können sich vermehren. Unter diesen Voraussetzungen beschleunigt sich der Prozeß des Alterns und die einzelnen Tiere sterben früher, um Platz für die Nachkommen zu machen.

Stimmt diese Theorie, so bedeutet dies, daß die Regulierung des Melatoninspiegels ausschlaggebend ist, um Fruchtbarkeit und Überlebenschancen an die gegebenen Ressourcen anpassen zu können. Wie das Auge Licht und Dunkel mißt, um die Melatoninproduktion der Zirbeldrüse zu regulieren, so mißt der Verdauungstrakt die Nahrungsmenge und reagiert mit entsprechenden Melatoninausschüttungen.

Außerdem bietet diese Theorie eine Erklärung dafür, warum Zivilisationskrankheiten – wie manche Herzerkrankungen und Krebs – oft mit einem zunehmenden Wohlstand zusammenhängen. Nachdem die Gefahr einer Hungersnot in den modernen Industrieländern nicht mehr besteht, werden vielleicht unbewußt Signale an unseren Körper gesandt, die den Alterungsprozeß beschleunigen.

Hormone im Alter

Die Erforschung der Zirbeldrüse hat uns gelehrt, daß der Prozeß des Alterns nicht nur unser Herz, unsere Nieren, unsere Haut und unser Bewußtsein betrifft. Die Veränderung dieser und anderer Organe sind die äußerlichen *Symptome* eines Vorgangs, der bei den Hormonen beginnt.

Altern ist auch nicht etwas, das mit uns geschieht, wenn wir alt sind. Es beginnt schon vor unserer Geburt. In den verschiedenen Stadien unseres Lebens geben wir diesem Phänomen unterschiedliche Namen. Bei Säuglingen und kleinen Kindern nennen wir es »kindliche Entwicklung« und betrachten es im allgemeinen als einen positiven Prozeß. Kinder erwerben während dieser Entwicklung wichtige Fähigkeiten und Fertigkeiten. Später nennen wir diesen Prozeß der physischen und mentalen Veränderung »Pubertät« und »Adoleszenz«. Dann folgen zwei oder drei Jahrzehnte, in denen der Körper schon nicht mehr so »perfekt« funktioniert. Vielleicht nehmen wir an Gewicht zu, bekommen Haarausfall, unsere Haut ist weniger elastisch und anfälliger für Verletzungen; wir sind nicht mehr grenzenlos belastbar und leistungsfähig. Gesundheitliche Probleme treten öfter auf. Allerdings geschehen körperliche Veränderungen zwi-

schen 19 und 45 Jahren sehr viel langsamer als davor und danach.
Wenn wir uns dem sechsten und siebten Lebensjahrzehnt nähern, machen sich die Veränderungen wieder schneller bemerkbar. Bei Frauen bringt die Menopause tiefgreifende psychische Veränderungen mit sich, die zum Verlust der Fruchtbarkeit führen. Bei Männern wie Frauen stellen sich einschneidende und möglicherweise lebensbedrohliche gesundheitliche Mängel ein: Herzerkrankungen, Bluthochdruck, erhöhter Cholesterinspiegel, erhöhtes Krebsrisiko, Veränderung der Gehirnfunktionen und andere. Das Tempo, mit dem diese Veränderungen eintreten, ist unterschiedlich, das Muster jedoch bei allen Menschen ähnlich. Ein »Mangel« oder eine Kombination dieser »Mängel« führt einmal zum Tode.

Wie wir altern

In jedem dieser Lebensabschnitte durchläuft auch die Zirbeldrüse ähnliche Veränderungen. Während der ersten drei Lebensmonate bildet die Zirbeldrüse wenig beziehungsweise kein Melatonin. Wenn die Melatoninausschüttung dann beginnt, erfolgt sie in großen Mengen. Als Kinder haben wir einen so hohen Melatoninspiegel wie in unserem ganzen übrigen Leben nicht mehr.
Veränderungen während der Pubertät werden – nach neuesten Erkenntnissen – durch den sinkenden Melatoninspiegel im Blut ausgelöst. Interessant ist, daß die Melatoninproduktion während der ganzen Pubertät konstant bleibt. Was sich verändert, ist die Körpergröße. Das heißt, daß die Melatoninkonzentration im Blut nun geringer wird, da die gleiche Menge des Hormons für einen größeren Körper

zuständig ist. (Dieses Ergebnis könnte den Zusammenhang zwischen Fettsucht und Herzerkrankungen erklären. Nimmt der Körper an Gewicht zu, verringert sich die Melatoninkonzentration im Blut, was wiederum Degenerationskrankheiten begünstigt; siehe Kapitel 16.)
Nach der Pubertät geht die Melatoninproduktion der Zirbeldrüse jedoch aus verschiedenen Gründen langsam zurück. Zum einen können sich abgestorbene Zellen der Zirbeldrüse (wie die Gehirnzellen) nicht erneuern, außerdem lagert sich im Lauf der Zeit Kalzium in der Zirbeldrüse ein. Es ist noch nicht erklärt, welche Auswirkungen diese Verkalkungen haben, doch scheinen sie die Leistungsfähigkeit der Drüse einzuschränken. Eine Gruppe von Forschern vermutet, daß diese Ansammlung von Kalkeinlagerungen die Leistung der Zirbeldrüse allmählich vermindert. Im Alter wird dann ein Punkt erreicht, an dem die Zirbeldrüse überhaupt kein Melatonin mehr bilden kann.

Zwei Theorien – eine Aussage

Die Erforschung der mit dem Alter einhergehenden Reduzierung der Melatoninbildung vermittelt uns – im Einklang mit den Ergebnissen der Laborversuche – eine sensationelle neue Sichtweise des Alterungsprozesses; er besteht demnach nicht nur aus einer zusammenhanglosen Anzahl von gesundheitlichen Problemen, die uns im Lauf der Jahre heimsuchen, sondern ist ein ausgeklügelter und gesteuerter Prozeß, der seinen Anfang in der Zirbeldrüse nimmt. Entscheidend ist, daß dieser Vorgang beeinflußt werden kann.
In den folgenden Kapiteln werden wir nicht nur viele praktische Auswirkungen dieser neuen Sichtweise betrachten,

sondern auch Möglichkeiten untersuchen, wie wir Melatonin für uns einsetzen können. Außerdem macht diese neue Sicht den tiefgreifenden Wandel deutlich, den das wissenschaftliche Denken genommen hat.

Natürlich können wir noch nicht behaupten, daß wir das Geheimnis des Alterns vollständig verstehen; das werden wir wahrscheinlich nie tun. Doch haben wir jetzt eine neue Möglichkeit, altersspezifische Probleme zu betrachten, eine neue Sichtweise, die uns Einblicke in die vielen scheinbar zusammenhanglosen Aspekte des Alterns gestattet, die doch auf der elementarsten Ebene der Biologie miteinander verknüpft sind. Die Melatoninforschung liefert uns eine erste einheitliche Theorie des Alterns.

Diese neue Betrachtungsweise des Alterns kann neue Erkenntnisse bringen und Ärzte dazu ermutigen, auf der Suche nach wirkungsvollen Behandlungsmethoden auch einmal »über den Rand« ihrer Fachgebiete hinaus zu schauen. Zum Beispiel ist seit einiger Zeit bekannt, daß bei bestimmten Arten von Depressionen eine Behandlung mit hellem Licht Besserung brachte. Da wir wissen, daß diese Wirkung über die Zirbeldrüse erreicht wird und die Zirbeldrüse außerdem das Immunsystem beeinflußt, werden manche Forscher möglicherweise den Effekt von Licht auf unsere Widerstandskraft gegen Infektionen untersuchen.

Eine solche grundlegende Wende im Denken geschieht in der Medizin selten. Als Louis Pasteur bewies, daß viele Krankheiten durch Krankheitserreger ausgelöst werden, leitete er Untersuchungen ein, die letztendlich zur Entdeckung der Antibiotika führten, mit denen viele Krankheiten behandelt werden können. Als Wissenschaftler in den fünfziger Jahren entdeckten, daß bestimmte Medikamente psychische Symptome lindern konnten, wurden damit einige große Mythen über Geisteskrankheiten widerlegt. Es half

Ärzten, die chemische Grundlage unserer Gefühlsregungen, Stimmungen, ja der seelischen Gesundheit selbst zu verstehen und veränderte die Art und Weise, wie wir über psychische Störungen denken, grundlegend.

Die Erforschung der Zirbeldrüse hat nun einen ähnlich elementaren Einfluß auf unsere Einstellung zum Altern und den damit verbundenen Erkrankungen. Der Vorgang des Alterns wird immer weniger als etwas Metaphysisches betrachtet – als ein Prozeß, der außerhalb der Reichweite der Medizin ist –, sondern immer mehr als ein Zusammenspiel chemischer und physiologischer Abläufe, die durch medizinische Interventionen beeinflußbar sind.

Dank dieser neuen Entdeckungen werden natürlich weder Herzzentren, Altenpflegeheime noch onkologische Zentren schließen müssen, doch vielleicht werden manche Krankheiten erst später auftreten; vielen Krebserkrankungen, Herzversagen und anderen Alterskrankheiten könnte man vorbeugen. Ein höherer Melatoninspiegel wird weder körperliche Bewegung, gesunde Ernährung noch alle übrigen Komponenten einer gesunden Lebensführung ersetzen, doch wird er, wie wir im zweiten Teil dieses Buchs sehen werden, die positiven Auswirkungen dieser Aktivitäten verstärken. Diese Theorie des Alterns kann uns also sowohl eine neue Betrachtungsweise des ältesten Geheimnisses der Menschheit vermitteln, als auch praktische Strategien, die wir schon heute in die Tat umsetzen können.

Später werden wir untersuchen, wie diese Strategien in Ihre individuelle Lebensweise integriert werden können. Die jetzt folgenden Kapitel werden genau darlegen, wie Melatonin gesundheitliche Probleme und Erkrankungen, die im Laufe eines Lebens auftreten, beeinflußt und wie es zur Behandlung der unterschiedlichsten Beschwerden eingesetzt werden könnte.

4 Melatonin und Freie Radikale

Die zentrale Rolle des Melatonins als alterungshemmendes Hormon liegt in seiner Aufgabe als »Fresser« von Freien Radikalen. Freie Radikale sind in der Lage, Zellen total zu zerstören. Viele Wissenschaftler glauben, daß die Oxydation durch Freie Radikale der Grundmechanismus des Alterns ist.

Freie Radikale sind unvollständige Atome und Moleküle. Vollständige chemische Verbindungen werden von Elektronen in gleichbleibenden Mustern umkreist. Bei Freien Radikalen fehlen jedoch ein oder zwei Elektronen, wodurch sie instabil werden und die Tendenz haben, sich an andere Verbindungen zu hängen und deren Struktur zu stören. Lebende Zellen werden durch diese überlaufenden Verbindungen irritiert, komplexe und empfindliche Strukturen des Lebens gestört.

Treten die Freien Radikale in entsprechender Anzahl auf, können sie Bestandteile einer Zelle zerstören und damit oft die Zelle selbst.

Viele Wissenschaftler gehen davon aus, daß Freie Radikale, auch wenn sie eine Zelle nicht vollständig zerstören, doch einen bleibenden Schaden verursachen. Dieser Theorie zufolge zieht diese Zellschädigung die Funktionsunfähigkeit von Körperzellen und Geweben nach sich, was wir beim Prozeß des Alterns beobachten können. Die Haut beispielsweise bekommt Falten, wenn die Kollagenschicht zerstört ist. Solange wir jung sind, ist diese Schicht geschmeidig und elastisch. Die Hauptursache, durch die der Abbau des Kollagens in Gang gesetzt wird, sind ultraviolette Sonnenstrahlen, die – wie wir wissen – Freie Radikale erzeugen können. (Das Hautpigment Melanin ist chemisch mit Melatonin verwandt und schützt gegen ultraviolette Strahlen. Aus diesem Grund bekommen dunkelhäutige Menschen weniger schnell Falten als hellhäutige.)

Auch die Funktion der Haarfollikel wird durch angreifende Freie Radikale gebremst oder eingestellt; eine Pigmentproduktion ist dann nicht mehr möglich, und das Haar wird farblos oder grau.

Diese Theorie, nach der eine Verbindung zwischen Freien Radikalen und dem Alterungsprozeß besteht, gilt für den ganzen menschlichen Körper; der Abbau von unterschiedlichem Körpergewebe drückt sich äußerlich in Zeichen und Symptomen des Alterns aus: Muskeln sind nicht mehr so kräftig, Knochenbrüche heilen langsamer, die Nieren sind weniger leistungsfähig, das Gedächtnis zeigt Schwächen.

Gelangen die Freien Radikale bis an die DNA im Zellkern, ist der Schaden, den sie anrichten, zwar momentan nicht so offensichtlich, aber dafür auf lange Sicht sehr viel größer. Wird die empfindliche DNA-Kette durch Freie Radikale beschädigt, verändert sich dadurch der genetische Code, und die Zelle mutiert. Meistens enden diese genetischen Mutationen für die Zelle tödlich, in anderen Fällen kann die Zelle krebsartig werden. Je mehr wir über Krebs erfahren, desto mehr weist darauf hin, daß diese Art genetischer Beschädigung die Wurzel vieler, vielleicht sogar der meisten Krebsarten ist. Zigarettenrauch beispielsweise erzeugt eine große Menge von Freien Radikalen in und um die Lungenzellen. Manche Menschen sind, erblich bedingt, empfänglicher für derartige genetische Schäden, deshalb tritt Krebs oft familiär gehäuft auf. Aber in den meisten Fällen fungieren Faktoren der Umgebung als Katalysatoren, die eine Bildung von kanzerogenen Zellen auslösen.

Manche Wissenschaftler glauben, daß die ursprüngliche Aufgabe des Melatonins darin bestand, anfängliches Leben vor einem solchen Schaden zu schützen. Das könnte erklären, warum Melatonin in einem Tag-Nacht-Rhythmus gebildet wird. Für die frühesten Organismen war das Risiko, Schaden zu nehmen, zu den Tageszeiten am höchsten, als das Licht und die Strahlung der Sonne und bestimmte Stoffe aus den Ozeanen frühgeschichtlicher Zeit aufeinander einwirkten. Dieser Theorie zufolge richtete sich die Fluktuation des Melatoninspiegels, die bei so gut wie allen Tieren vorkommt, nach den unterschiedlichen Mengen an Freien Radikalen, die im Laufe eines Tages erzeugt wurden. Als sich die Tiere dann entwickelten und eine komplexere Struktur aufwiesen, machten sie sich diesen Rhythmus zunutze und gebrauchten ihn als innere Uhr, um unterschiedliche Körperrhythmen zu regulieren und sie auf das Sonnenlicht abzustimmen.

Die Melatoninevolution als Schutzpatron

Es wird vermutet, daß das Melatonin in der Entwicklungsgeschichte der Erde sehr früh auftauchte, da Wissenschaftler es in gleicher chemischer Form in fast allen Zellen fanden, in denen sie danach suchten. Einige Wissenschaftler behaupten, daß es als Reaktion auf den ersten Fall von Luftverschmutzung – der Abgabe von Sauerstoff durch grüne Pflanzen – auf unserem Planeten entstand.

Heutzutage brauchen wir natürlich Sauerstoff zum Leben, doch war er für die ersten Organismen vielleicht sogar lebensbedrohlich. Sauerstoff reagiert extrem gut auf andere Stoffe; er bringt

Eisen zum Rosten, Farbe zum Oxydieren und Kohle zum Brennen. Als die Pflanzen die Photosynthese entwickelten, also Sonnenlicht in Energie verwandelten, wurden, als Nebenprodukt, riesige Mengen von Sauerstoff in die Luft abgegeben. Der Sauerstoffgehalt der Luft stieg von Null auf 21 Prozent an, was die ersten Organismen dazu veranlaßte, sich auf irgendeine Art und Weise davor zu schützen.

Der Wissenschaftler Russel Reiter entwickelte die Theorie, daß Melatonin ursprünglich als Schutz gegen den steigenden Sauerstoffgehalt der Atmosphäre entstand. Das würde die – in einem bestimmten Rhythmus erfolgende – Melatoninausschüttung erklären. Freie Radikale entstehen normalerweise tagsüber durch das Zusammenspiel von Sauerstoff und Sonnenlicht und erreichen gegen Abend, wenn die Melatoninproduktion beginnt, ihren Höchststand. Bis zum Morgen sind die meisten dieser Freien Radikale bereits abgebaut, wodurch ihre Konzentration während des Tages am niedrigsten ist.

Die Theorie legt nahe, daß bei komplexeren Organismen dieser Grundrhythmus der Melatoninbildung dazu diente, verschiedene, täglich wiederkehrende Rhythmen zu regulieren.

Die Freien Radikale gibt es noch immer. Beim modernen Menschen spielen sie neben Krebs bei vielen anderen Krankheiten eine Rolle. Dazu gehören unter anderem Parkinson-Krankheit, Multiple Sklerose, Muskeldystrophie, Arthritis, Emphysem, Durchblutungsstörungen und grauer Star. Den ganzen Tag über nehmen wir sie durch die Luft, die wir atmen, das Wasser, das wir trinken, und die Stoffe, mit denen wir in Kontakt kommen, in unseren Körper auf.

*Quellen Freier Radikale
(unvollständige Liste):*

Sauerstoff	Kohlenmonoxyd
Zigaretten	Röntgenstrahlen
Alkohol	Medikamente (z.B. Zytostatika)
Ozon	Nahrungsmittel
ultraviolette Strahlen	Körperprozesse (Metabolismus)
Pestizide	
übertriebene körperliche Betätigung	

Darüber hinaus stellt unser Körper selbst Freie Radikale her, beispielsweise um fremde Eindringlinge zu bekämpfen. Deshalb sind Infektionen eine Quelle von Freien Radikalen. Wie schon in Urzeiten entstehen Freie Radikale auch heute noch hauptsächlich tagsüber, das bedeutet, daß ihr Vorkommen am Morgen gering und am frühen Abend am höchsten ist.

Innerhalb der Zelle fungiert Melatonin als wirksamer »Fresser« dieser Freien Radikale. Kommt es zu einer Begegnung zwischen Freien Radikalen und Melatonin, gehen sie eine Verbindung ein. Diese Verbindung ist inaktiv und nicht mehr in der Lage, eine instabile chemische Reaktion einzugehen, die die Zellstruktur zerstört. Die Verbindung ist harmlos und wird von der Zelle und letztendlich auch vom Körper ausgeschieden.

Je höher die Melatoninkonzentration im Blut ist, desto stärker sind die Auswirkungen auf die Freien Radikale. Nimmt die Konzentration ab, verbleiben mehr Freie Radikale, die sich schädigend auf den Organismus auswirken können. Das bedeutet für den Alterungsprozeß, daß mit dem altersbedingten Absinken des Melatoninspiegels auch weniger Freie Radikale neutralisiert werden können. Es ist, als gäbe man nicht genügend Waschmittel in die Waschmaschine: Ein Teil des Schmutzes wird ausgewaschen, ein Teil verbleibt.

Freie Radikale, Cholesterin und Herzkrankheiten

Inzwischen hat sich herausgestellt, daß Freie Radikale eine Schlüsselrolle bei der Bildung von Gefäßablagerungen spielen, die sich auf der inneren Oberfläche von Arterien bilden können und den Blutstrom behindern. Arteriosklerose – der Fachbegriff für diese Veränderung – ist die Hauptursache für den Herzinfarkt. Gefäßablagerungen blockieren die Herzkranzgefäße, die den Herzmuskel mit sauerstoffreichem Blut versorgen, und schneiden bei völliger Gefäßverstopfung diese Versorgung ab. Verstopfte Gefäße, die die Blutversorgung eines Gehirnteils unterbrechen, sind ebenso die häufigste Ursache für einen Schlaganfall. Bei einer Bypass-Operation wird ein »Umweg« um das blockierte Gefäß gelegt. Behandlungen wie die Ballonkatheterangioplastie schaffen eine Passage durch das verstopfte Gefäß und ermöglichen die Durchblutung wieder. Keine dieser Behandlungen rührt an die zugrundeliegende Ursache. Vielmehr bilden sich die Gefäßablagerungen weiterhin und verschließen das geöffnete Gefäß wieder, manchmal nach vielen Jahren, manchmal aber auch schon nach ein paar Monaten.
Der Wissenschaft ist schon lange bekannt, daß diese Gefäßablagerungen zum Großteil aus Cholesterin, besonders aus dem »schädlichen« LDL-Cholesterin, bestehen. (Ein anderes, das HDL-Cholesterin, trägt zu diesem spezifischen Problem nicht bei, es scheint sogar manche gesundheitlichen Vorteile zu bringen.) Es sieht so aus, als ob die Freien

Radikale sich mit diesem Cholesterin verbinden; es kommt zur Oxydation, die sich kaum von dem unterscheidet, was passiert, wenn Öl ranzig wird oder Milch gerinnt.

Viele Forscher sind der Meinung, daß die Körperabwehrzellen diese »ranzigen« Cholesterinpartikel, die an den Arterienwänden hängenbleiben, angreifen und absorbieren. Leider können diese Abwehrzellen das Cholesterin nicht verdauen, es akkumuliert sich innerhalb dieser Zellen, die dick und dicker werden. Je mehr diese Zellen anschwellen, desto mehr verengt sich das Gefäß, und der Blutstrom wird beeinträchtigt. Das zirkulierende Blut fließt langsamer durch die Verengung, Blutgerinnungsfaktoren werden aktiviert und lassen keine Blutgerinnsel um das Hindernis entstehen. Letztendlich tragen alle diese Veränderung zur Bildung der dicken, zähen Ablagerungsstoffe an den Gefäßinnenwänden bei.

Die Wechselwirkung zwischen Freien Radikalen und Cholesterin in den Gefäßablagerungen wird zur Zeit erforscht; es gibt jedoch noch keine definitiven Antworten. Viele Untersuchungen haben aber bereits einen Zusammenhang zwischen antioxydantienreicher Ernährung und einem verringerten Risiko, an einem Herzleiden zu erkranken, gefunden. Ist obige Theorie richtig, weist sie auf zwei voneinander unabhängige Möglichkeiten hin, die Entstehung von Gefäßablagerungen zu vermeiden: entweder durch eine reduzierte Cholesterinzufuhr oder eine Verminderung der Freien Radikale. In anderen Worten, Melatonin und andere Antioxydantien können einen gewissen Schutz gegen die Folgen eines hohen Cholesterinspiegels bieten.

Antioxydantien

In den vergangenen Jahrzehnten haben sowohl Wissenschaftler als auch Laien viel über Antioxydantien und »Freie-Radikale-Fresser« gehört. (Die Ausdrücke sind austauschbar, da der durch Freie Radikale verursachte Schaden Oxydation genannt wird.) Eine Vielzahl von Substanzen, angefangen vom Betakarotin in Tomaten und Karotten bis hin zum Vitamin E, weisen die Eigenschaften von Antioxydantien auf. Für diese Präparate wurde aufgrund ihrer Schutzfunktion gegen den von Freien Radikalen verursachten Schaden nachhaltig geworben.

Zahlreiche Untersuchungen haben bereits die Fähigkeit der Antioxydantien aufgezeigt, zur Vermeidung altersbedingter Ausfallserscheinungen beizutragen. Im *Journal of the National Cancer Institute* zum Beispiel wurde über eine auf fünf Jahre angelegte Untersuchung in China berichtet, die zeigte, daß bei Menschen, die eine Kombination von Antioxydantien, einschließlich Betakarotin, Vitamin E und Selen einnahmen, das Risiko, an Krebs zu sterben, 13 Prozent geringer war und die Gefahr, einem Schlaganfall zu erliegen, 10 Prozent geringer war als in der Kontrollgruppe, die ein Placebo einnahm.

Eine weitere altersbedingte Störung, der graue Star, scheint ebenfalls von der schädigenden Wirkung der Freien Radikale herzurühren, wahrscheinlich kommt sie von UV-Strahlen, die ins Auge dringen. Deshalb sind Sonnenbrillen mit UV-Schutz eine Möglichkeit der Kataraktaprävention. Studien, die vom Landwirtschaftsministerium durchgeführt wurden, weisen nach, daß Menschen, die sich Antioxydantienreich ernähren, sechsmal seltener einen grauen Star entwickeln. Außerdem tritt eine Katarakta häufiger bei Menschen mit niedrigem Vitamin C- und Betakarotinspiegel im

Blut auf. Eine britische Untersuchung kam auf ähnliche Ergebnisse: Bei Frauen mit einer betakarotinreichen Ernährung war das Kataraktarisiko zu 40 Prozent geringer als bei der Kontrollgruppe. Eine amerikanische Studie ergab die gleichen Resultate für Vitamin E, das nicht nur gegen grauen Star schützt, sondern auch gegen eine Makuladegeneration, eine fortschreitende Krankheit der Netzhaut des Auges, die zur Erblindung führen kann.

Es wurde festgestellt, daß Antioxydantien ebenfalls günstige Auswirkungen auf das Immunsystem haben. Eine Studie bewies, daß hohe Dosen von Vitamin E (800 I.E.=Internationale Einheiten) das Immunsystem von alternden Erwachsenen stärken. Die offizielle empfohlene tägliche Dosis für Vitamin E ist nur 10 I.E. deshalb stellt sich die Frage, ob diese Zahl nach oben korrigiert werden sollte. Meiner Erfahrung nach liegt die optimale Dosis für Vitamin E zwischen 400 und 600 I.E.. Einnahmen von 180 Milligramm Betakarotin pro Tag erhöhen erwiesenermaßen die Anzahl der T-Helferzellen (die ein Teil des Immunsystems sind). Tägliche Gaben von 1000 oder mehr Milligramm Vitamin C verbessern die Immunreaktion. Der medizinischen Fachzeitschrift *Lancet* zufolge wurde dies auch für Vitamin E, Zink und Selen nachgewiesen.

Untersuchungen zeigen auch, daß Menschen, die viel Vitamin C zu sich nehmen, einen niedrigeren Blutdruck und »gesündere« Cholesterinspiegel haben. Betakarotinreiche Nahrung trägt dazu bei, sich vor Herzkrankheiten zu schützen. Eine Studie an herzkranken Ärzten der Harvard Universität zeigte, daß die Ärzte, die täglich 50 Milligramm Betakarotin einnahmen (ungefähr die Menge, die in zwei Tassen gekochten Karotten enthalten ist), nur halb so viele Herzinfarkte, Schlaganfälle und herzbedingte Todesfälle aufwiesen wie die Kontrollgruppe, die kein Betakarotin ein-

nahm. Andere Harvard-Studien ergaben, daß Männer und Frauen, die Vitamin E zu sich nehmen, ein geringeres Risiko haben, eine Herzerkrankung zu erleiden.
Neben den bekannten Antioxydantien wie Vitamin C und E werden bald auch Stoffe wie Flavine und Glutathione im Gespräch sein. Ernährungsfachleuten sind sie seit Jahren bekannt; in letzter Zeit erlangen sie größere Aufmerksamkeit, da sie als Antioxydantien fungieren und damit dem Alterungsprozeß entgegenwirken.

Melatonin: Das wirkungsvollste Antioxydans

Unter allen Antioxydantien ist das Melatonin aus zwei Gründen einzigartig: Zum einen ist es der wirkungsvollste »Freie-Radikale-Fresser«, der jemals entdeckt worden ist; außerdem ist es besonders effizient bei den »OH«-Radikalen, die aus einer Sauerstoff- und Wasserstoffverbindung bestehen, die sie besonders aktiv machen. Zum anderen deutet alles darauf hin, daß Melatonin für den Körper ungefährlich ist. Ganz gleich, wie groß seine Konzentration im Blut ist, es hat bis auf Müdigkeit keine Nebenwirkungen. Und im Gegensatz zu anderen Antioxydantien wird Melatonin durch eine Verbindung mit Freien Radikalen nicht chemisch instabil, sondern verbleibt stabil. (Wenn andere Antioxydantien zerfallen und damit wieder Freie Radikale abgespalten werden, kann dies unter bestimmten Umständen eine Zellschädigung beschleunigen.)
Innerhalb der Zelle hat das Melatonin eine besondere Schutzfunktion für den Zellkern, der die DNA enthält. Durch den Schutz der DNA wird die Vollständigkeit des Grundbauplans der Zelle erhalten. Eine Zelle, die zwar strukturell beschädigt ist, aber einen intakten DNA-Strang

enthält, kann sich normalerweise wieder ergänzen; eine Zelle mit beschädigter DNA kann meist nicht einmal mehr minimale Schäden ausgleichen. Diese Affinität zum Zellkern weist auf die besondere Fähigkeit des Melatonins hin, eine Schädigung der Erbsubstanz – die zum Beispiel Krebs zur Folge haben kann – zu verhindern.

Freie Radikale und der Alterungsprozeß

Die Haupteigenschaft des Melatonin im Kampf gegen den Alterungsprozeß des Menschen ist seine Schutzfunktion gegen Freie Radikale. Eine Zellschädigung durch Freie Radikale ist die wichtigste Ursache für das Altern. Ohne die schützende Wirkung des Melatonins erlägen die Zellen schnell ihren Angriffen und würden einem fortschreitenden Verlust von Funktion und Biorhythmus Tor und Tür öffnen.
In jedem Organismus entstehen Freie Radikale als Nebenprodukt des jeweiligen Stoffwechsels. Jeder Organismus hat Methoden entwickelt, um die Anzahl der Freien Radikale so gering wie möglich zu halten, sowie eine Reihe von Abwehrmechanismen, um sie zu neutralisieren. Das biologische Ergebnis ist eindeutig: Die Arten, die das wirksamste und erfolgreichste Abwehrsystem gegen Freie Radikale haben, leben am längsten.
Wie wir gesehen haben, werden Körperzellen anfälliger für Beschädigungen, wenn der Melatoninspiegel im Alter abnimmt. Freie Radikale sind jedoch keine »gerechten« Fresser, manche Systeme werden mehr in Mitleidenschaft gezogen als andere. Dies ist sogar der stärkste Beweis zur Unterstützung der »Freien-Radikale-Theorie des Alterns«: Körpersysteme mit den meisten Freien Radikalen bauen

beim Altern am schnellsten ab. Beispielsweise hängt Vergeßlichkeit eng mit der Bildung der Aminosäure Glutamin zusammen. Im großen und ganzen ist die Glutaminsäure ein »gutartiger« Stoff, wenngleich sie einige unangenehme Eigenschaften hat. Sie wird zur Bildung des Netzwerks von Neuronen in unserem Gehirn benötigt, das wir zum Ordnen unserer Gedanken, Handlungen und unseres Gedächtnisses brauchen. Glutaminsäure baut chemische Wege zwischen den Neuronen auf, auf denen erhaltene Signale weitergeleitet werden. Mit der Verstärkung dieser Bahnen hilft die Glutaminsäure, die Strukturen unseres Bewußtseins zu formen.

Diese Kommunikationsnetze haben oft starke Auswirkungen auf die beteiligten Nervenzellen. Gleich einer Autobahn gibt es innerhalb dieser Netze eine Menge Verkehr – und damit auch jede Menge Verschleiß. Die andauernde Aktivität der Synapsen läßt Freie Radikale entstehen, die mit der Zeit die Nervenzellen entlang des Kommunikationsnetzes zerstören (was ein überzeugendes Argument gegen festgelegte Denkmuster ist!).

Glutaminsäure schadet auch, indem sie selbst Freie Radikale erzeugt. Im Labor kann man bei Tiergehirnen, die einer hohen Konzentration von Glutaminsäure ausgesetzt werden, Zeichen eines frühzeitigen Alterns beobachten, das sich nicht nur in Form von Vergeßlichkeit, sondern auch durch Veränderungen im Verhalten und dem Abbau von Nervenzellen zeigt.

Das Melatonin bekämpft diese Freien Radikale im Gehirn. Gleichzeitig schützt es die Nervenzellen dadurch, daß es die Kommunikationsnetzwerke daran hindert, zu statisch zu werden. Es unterstützt die Entwicklung alternativer Bahnen und trägt dazu bei, somit eine Überstimulierung der Neuronen zu vermeiden.

Mit zunehmendem Alter und abnehmendem Melatoninspiegel beginnen sich die »Todesfälle« entlang der »Autobahn« zu mehren. Dieser Verlust von Gehirnzellen macht sich bemerkbar. Bezeichnenderweise ergaben Forschungen, daß der größte Zellverlust genau an jenen Stellen des Gehirns eintritt, die am meisten mit Glutaminsäure in Berührung kommen.
Ähnliche Muster, die den Zusammenhang zwischen dem Prozeß des Alterns und dem durch Freie Radikale zugefügten Schaden aufzeigen, gibt es im ganzen Körper. Überall, wo Freie Radikale gefunden werden, darf man davon ausgehen, daß auch Melatonin mit im Spiel ist, das den Körper vor den Verwüstungen chemischer Angreifer schützt.

5 Melatonin und das Immunsystem

Angesichts der uralten Rolle des Melatonins als Schutzpatron kommt die Entdeckung sicher nicht überraschend, daß es innerhalb des Körperabwehrsystems eine Schlüsselrolle einnimmt. Tatsächlich befindet sich die Zirbeldrüse, sowohl bildlich als auch wörtlich, an der Spitze des Immunsystems. Um gesundheitsschädigende Eindringlinge abwehren zu können, braucht unser Körper eine komplexe Kommunikations- und Organisationsstruktur. Zuerst muß die Gefahr erkannt, dann müssen schnell Kräfte konzentriert und darauf muß die Abwehr organisiert werden. Außerdem verändert der Körper bestimmte Grundfunktionen, z. B. erhöht er die Körpertemperatur, um die Konditionen für Krankheitskeime so unwirtlich wie möglich zu gestalten; oder er läßt die Nase laufen und die Bronchien vereitern, um die Krankheitserreger aus dem Körper zu transportieren.
Genauso wie in der modernen Kriegsführung die Logistik mindestens ebenso zählt wie individuelle Tapferkeit, hat sich die Rolle des Melatonins von der eines herumstreunenden Kriegers, der willkürlich Zellen vor Freien Radikalen schützt, zu der eines ersten Kommandanten entwickelt, der den Überblick über die jeweilige Operation hat. Zur Sicherheit fungiert Melatonin weiterhin als Schutzpatron für individuelle Zellen und spielt gleichzeitig eine Rolle bei der Regulierung komplexer Komponenten des Immunsystems. Dieses System wird zum Großteil durch Hormone gesteuert, von denen wiederum die meisten unterschiedlich stark vom Melatonin beeinflußt werden. Als wichtigstes Hormon ist

Melatonin an der Regelung vieler und verschiedenster Funktionen des Immunsystems beteiligt, um sie zum effizientesten Einsatz zu bringen.
Wie jeder General bestätigen wird, braucht eine gute Kampftruppe mehr als Mut, sie benötigt auch Disziplin. Melatonin sorgt auf der einen Seite für ein effizientes Abwehrsystem; auf der anderen Seite verhindert es, daß das Immunsystem zu aggressiv wird, außer Kontrolle gerät und auch eigene Körperzellen angreift. Kann diese Disziplin nicht aufrechterhalten werden (was im Alter wahrscheinlicher wird), können wir Autoimmunkrankheiten entwickeln, wie beispielsweise Diabetes und Lupus Erythematodes, bei denen das Immunsystem körpereigene Zellen angreift.

Was bedeutet Immunität?

Um die Rolle des Melatonins als Beschützer vor Krankheiten besser verstehen zu können, wollen wir das Immunsystem näher betrachten.
Zunächst ist das Wort »System« eine unkorrekte Bezeichnung. Tatsächlich sind es mehrere Systeme, die zusammenarbeiten, um unterschiedliche Verteidigungslinien zu bilden. Es gibt zwei Arten von Verteidigung, die humorale und die zelluläre.

Humorale Abwehr

Die humorale Abwehr findet im ganzen Körper statt. Sie funktioniert über die sogenannten Antikörper – Substanzen, die von weißen Blutkörperchen gebildet werden, wenn sie auf ein fremdes Element, wie beispielsweise ein Virus,

eine Bakterie, Blut einer fremden Blutgruppe oder ein transplantiertes Organ stoßen. (Organtransplantationen werden durch Verabreichen von Medikamenten möglich, die die Immunreaktion des Körpers auf den implantierten Fremdkörper unterdrücken.)
Antikörper sind sozusagen »maßgeschneidert«, um spezifisch auf einen solchen Eindringling reagieren zu können. Sie passen wie ein Schlüssel ins Schloß, das heißt in die chemische Struktur des eindringenden Organismus und neutralisieren ihn. Sind Antikörper einmal entstanden, können sie einige Jahre im Blutkreislauf überleben. Außerdem kann unser Körper einen bereits bekannten Antikörper schneller und in großen Mengen herstellen, da das »Muster« bekannt ist. Das heißt, daß der Körper auf eine zweite Attacke desselben Eindringlings sehr schnell eine Verteidigung organisieren kann. Wir selbst sind uns dieser weiteren Attacken gewöhnlich nicht einmal bewußt; wir sagen, wir wären gegen die betreffende Krankheit »immun«.

Zelluläre Abwehr

Das Immunsystem läßt Eindringlinge ebenso durch die Lymphozyten (eine Art der weißen Blutzellen) bekämpfen. Es gibt zwei unterschiedliche Lymphozytenarten: die Freßzellen und die Helferzellen. Freßzellen greifen den fremden Organismus an und zerstören ihn, Helferzellen aktivieren durch ein chemisches Signal die Verstärkung und regen die Bildung von Antikörpern an.
Dieses System kann man mit einem gut gestimmten Instrument vergleichen – es kann durch die Einwirkung unterschiedlicher Faktoren »verstimmt« werden. Körperli-

che und seelische Belastungen stimulieren die Produktion von Kortikosteroiden (das natürlich vorkommende Kortison, das bei einer Transplantation zur Abstumpfung der Immunreaktion gegeben wird). Auch andere Faktoren, wie Schlafmangel, das Einwirken von Giftstoffen und bestimmte Medikamente beeinträchtigen ebenfalls eine Immunreaktion.

Das Hormon Melatonin trägt dazu bei, das »Instrument« Immunsystem »gestimmt« zu halten, sowohl in der zellulären als auch der humoralen Abwehr. Gleichzeitig erfüllt es weiterhin seine ursprüngliche Rolle des Freie-Radikale-Fressers und verleiht damit auf einer anderen Ebene – nämlich innerhalb der individuelle Zellen – zusätzlichen Schutz. Wenngleich diese Funktion normalerweise nicht zum Immunsystem gehört, dient sie im Grunde demselben Zweck. Durch die Vermeidung von Zellschädigungen werden der Zellabbau und eine Zellmutation, welche beide krebserzeugend wirken oder anfällig für Krankheiten machen, verzögert.

Melatonin beeinflußt das Immunsystem auf eine eigenartige und indirekte Weise. Solange die Körperabwehr nicht benötigt wird, also kein fremder Organismus eingedrungen ist, hat das Hormon keine augenscheinliche Auswirkung auf das Immunsystem. Sobald das Immunsystem beansprucht wird (sei es durch eine Infektion, Krebs oder die Beanspruchung im normalen täglichen Leben), tritt Melatonin auf den Plan und sorgt für körperliches Gleichgewicht und optimales Funktionieren des Systems. Das heißt, Melatonin beeinflußt das Immunsystem nur, wenn es in »Alarmbereitschaft« ist, und hat außerdem die Funktion, es immer wieder neu »auf Empfang« zu stellen, nachdem es in Aktion war. Dadurch hält Melatonin das Immunsystem arbeitsfähig und verhindert das frühe Auftreten von degenerativen Erkran-

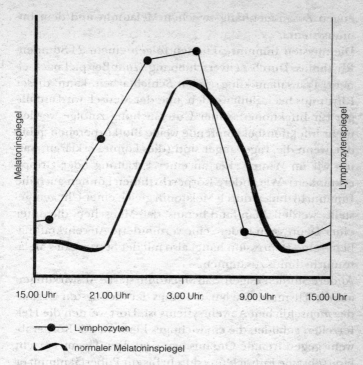

Vergleich zwischen Melatonin- und Lymphozytenspiegel über 24 Stunden. Steigt die Melatoninkonzentration über Nacht, so steigt auch die Anzahl der Lymphozyten (infektionsbekämpfenden Zellen) im Blutkreislauf an.

kungen, die von der Funktionsfähigkeit des Immunsystems abhängig sind. Wiederholte Angriffe auf das Immunsystem, wie Infektionen oder Streß, können allmählich seinen Rhythmus verändern und seine Effektivität mindern.

Es gibt anhand gezielter Untersuchungen wie auch aufgrund von Laborexperimenten genügend Beweise für den

engen Zusammenhang zwischen Melatonin und dem Immunsystem.
Die meisten Immunreaktionen folgen einem 24-Stunden-Rhythmus. Durch Zeitverschiebung (zum Beispiel nach einem Transatlantikflug) oder Schichtarbeit kann dieser Rhythmus beeinflußt werden, und der Mensch wird anfälliger für Infektionen. Einer Untersuchung zufolge werden mehr infektionsbekämpfende weiße Blutkörperchen gebildet, wenn die Tage länger sind (dies könnte erklären, warum wir im Winter eher an einer Erkältung oder Grippe erkranken). Wie andere Körperrhythmen können auch die Immunrhythmen durch Melatonin gleich einer Uhr »eingestellt« werden. Man fand heraus, daß Menschen, die unter einer Depression leiden, eine verminderte Abwehrkraft haben – eine Depression hängt also mit der Störung des Melatoninrhythmus zusammen.
Andere Studien zeigen, daß Melatonin starke Auswirkungen auf die Thymusdrüse hat, die eines der wichtigsten Organe des menschlichen Abwehrsystems ist. Dort werden die Helferzellen gebildet, die ein wichtiges Element der Körperabwehr gegen fremde Organismen sind. Der Thymus macht eine seltsame Entwicklung durch: Bis zur Pubertät nimmt er ständig an Größe zu, danach schrumpft er immer mehr zusammen, bis er im Alter so gut wie verschwunden ist. Mit dem Abbau des Thymus verringert sich auch unsere Fähigkeit, Infektionen abzuwehren. Melatonin scheint die Aufgabe zu haben, den Thymus zu schützen und seine Funktion bei zunehmendem Alter zu wahren.
Weitere Versuche zeigen, daß Melatonin die Auswirkungen von Streß auf das Immunsystem ausgleichen kann.

Melatonin, Körperabwehr und Alter

Es sieht also so aus, als ob viele altersbedingte Krankheiten durch ein schlecht arbeitendes Immunsystem verursacht würden. Durch die allmähliche Verminderung der Körperabwehr werden wir im Alter anfälliger für Krebs und Infektionskrankheiten. Auch andere Alterskrankheiten erklären sich hiermit: Beispielsweise sind einige Arten von Diabetes und Arthritis bekannt, die durch Unregelmäßigkeiten des Immunsystems verursacht werden. Unser Körper kann seine eigenen Zellen nicht mehr von fremden Organismen unterscheiden und greift sie an, als wären sie Eindringlinge.

Das bedeutet, daß der Einfluß, den Melatonin auf das Immunsystem nimmt, Teil seiner wichtigen Rolle, den Alterungsprozeß zu beeinflussen, ist. Tatsächlich haben Wissenschaftler begonnen, Altern und Körperabwehr als zwei Seiten von ein und derselben Münze zu sehen. Das wird wichtige Konsequenzen auf die Forschung in beiden Bereichen nach sich ziehen. Es könnte eines Tages möglich sein, viele altersbedingte Krankheiten durch eine Beeinflussung des Immunsystems zu behandeln. Wie das nächste Kapitel zeigen wird, hat diese Denkweise jetzt schon weitreichende Fortschritte in der Behandlung von Krebserkrankungen gebracht.

Nun wird die wichtige Rolle der Zirbeldrüse und die Bedeutung, die Licht in diesem Zusammenhang spielt, bei der Prävention und Therapie von Krankheiten gewürdigt. Vielleicht ist der Tag nicht mehr fern, an dem wir von unserem Hausarzt ein Rezept bekommen, auf dem steht: »Zehn Stunden Sonnenlicht plus zwei Stunden Dunkelheit vor dem Einschlafen einzunehmen.«

6 Melatonin und Krebs

Die Geschichte der Medizin liest sich oft wie ein Kriminalroman. Ein Wissenschaftler beobachtet zum Beispiel ein interessantes Muster zweier voneinander scheinbar unabhängiger Krankheiten. Menschen, die aus dem gleichen Ort stammen oder einen bestimmten ethnischen Hintergrund teilen, sterben unerwartet. Anhaltspunkte werden entdeckt, wieder vergessen oder als medizinische Kuriositäten über Generationen hinweg zu den Akten gelegt, bis ein weiteres Teil des Puzzles auftaucht. Unerklärbare medizinische Rätsel stellen sich Jahre später als gar nicht mehr so rätselhaft heraus. Im 19. Jahrhundert konnten Ärzte nicht verstehen, warum so viele Frauen nach der Entbindung Kindbettfieber bekamen. Nachdem die Krankheitserreger entdeckt worden waren, begriffen sie, daß sie selbst es waren, die durch mangelnde Hygiene zwischen den Untersuchungen die Infektion von Patientin zu Patientin übertrugen.
Ein moderneres medizinisches Rätsel ist das folgende: Warum schützt Blindheit Frauen vor Brustkrebs?
Obgleich auch manche blinden Frauen Brustkrebs bekommen, zeigte eine Untersuchung von 100 000 Krankheitsblättern, daß diese Krankheit bei sehenden Frauen doppelt so oft vorkommt wie bei blinden. Erforscher der Zirbeldrüse glauben die Lösung dieses Rätsels zu kennen: die Melatoninkonzentration im Blut. Sie sind der Meinung, daß die fehlende Licht-Dunkel-Information an die Zirbeldrüse die Melatoninausschüttung beeinflußt und die ausgeschüttete Menge höher ist als bei sehenden Frauen. Sie behaupten,

daß ein hoher Melatoninspiegel Schutz gegen Brustkrebs bietet. Diese und andere Studien machen es immer wahrscheinlicher, daß Melatonin auch die Fähigkeit besitzt, uns vor Krebs zu schützen.

Schon Untersuchungen aus dem Jahr 1940 zeigten, daß eine in der Zirbeldrüse gebildete Substanz das Wachstum von Tumoren verhindern konnte (wenngleich niemand zu diesem Zeitpunkt wußte, um welche Substanz es sich handelte) und daß die Entnahme oder Zerstörung der Zirbeldrüse zu einem schnelleren Wachstum und zur Wucherung bestimmter Tumoren führte. Neuere Studien haben ergeben, daß Melatonin das Wachstum von Brustkrebszellen in vitro (das heißt in einer Laborkultur) und bei Mäusen verlangsamt. Bei Hamstern verlangsamte Melatonin das Wachstum des Melanoms (eine Hautkrebsart) um ein Fünffaches und verzögerte die Metastasenbildung (Verbreitung des Krebs in anderen Organen).

Andere Studien erbrachten dazu allerdings widersprüchliche Ergebnisse; manche haben sogar die erhöhte Melatoninkonzentration mit dem Wachstum von Krebszellen in Zusammenhang gebracht. Diese widersprüchlichen Resultate könnten deshalb entstanden sein, weil der Körper zu Beginn einer Krebserkrankung höhere Mengen an Melatonin produziert, um den Tumor zu bekämpfen, und die Produktion wieder verringert, wenn die Körperabwehr schließlich doch vom Krebs besiegt wird. Das könnte auch die variierenden Ergebnisse von klinischen Untersuchungen und Laborexperimenten erklären: In einigen dieser Untersuchungen traten hohe Melatoninwerte am Anfang einer Krebserkrankung und niedrige Werte im fortgeschrittenen Stadium auf. Untersuchungen an Männern mit Prostatakrebs und Frauen mit Brustkrebs bestätigten diese Annahme; bei beiden Untersuchungen wurden unüblich hohe

Melatoninwerte im Frühstadium und ein Abfall des Melatoninspiegels im Spätstadium der Erkrankung gemessen. Eine weitere Schwierigkeit ist, daß die Melatoninspiegel normalerweise einmal täglich (bei Tag) gemessen werden und die Fluktuation der Hormonspiegel zu verschiedenen Tageszeiten außer acht gelassen wird.

Trotz verwirrender und manchmal widersprüchlicher Ergebnisse hat sich eine Tatsache deutlich herauskristallisiert: Wenn es um Krebs geht, tritt Melatonin in Aktion, und vieles weist darauf hin, daß Melatonin eine Schlüsselrolle in der Prävention und im Kampf gegen Krebs innehat.

Wie Melatonin den Krebs angeht

Wissenschaftler sind der Meinung, daß Melatonin auf wenigstens drei verschiedene Weisen gegen Krebs schützt:

- Als Antioxydans neutralisiert Melatonin Freie Radikale, die durch eine Schädigung der DNA eine Zelle krebsartig werden lassen können.
- Durch eine Stimulation des Immunsystems kann Melatonin dazu beitragen, Krebszellen in ihrem Frühstadium zu zerstören, noch bevor sie sich vermehren und ausbreiten können.
- Als Haupthormon reguliert Melatonin die Bildung von Östrogen, Testosteron und möglicherweise noch anderer Hormone, die das Wachstum bestimmter Tumoren verlangsamen oder verhindern.

Mit anderen Worten: Melatonin wirkt auf einer Ebene, bei der es darum geht, die Bildung und Verbreitung von Krebszellen zu vermeiden, und auf einer anderen, mehr spezifischen Ebene, wo es gegen bestimmte Tumoren vorgeht, insbesondere gegen Tumore der Geschlechtsorgane. Auf letztgenannte Tumore konzentriert sich die Melatoninforschung augenblicklich am stärksten.

Melatonin und Brustkrebs

Einige Arten von Brustkrebs sowie Krebs der Geschlechtsorgane reagieren besonders empfindlich auf das Hormon Östrogen, das weibliche Geschlechtshormon. Diese Krebszellen haben sogenannte Rezeptoren, eine chemische Struktur, die Östrogen erkennen kann. Das von den Geschlechtsorganen freigesetzte Östrogen kann bei diesen sogenannten östrogen-rezeptor-positiven (ER-positive) Tumoren ein schnelleres Wachstum auslösen. Ungefähr 70 Prozent der weiblichen Brustkrebsarten sind ER-positiv.

Nachdem Wissenschaftler die Rolle der Sexualhormone bei der Förderung des Krebswachstums erkannt hatten, wurden neue Behandlungsmethoden entwickelt. Eine der bedeutendsten Durchbrüche in der Behandlung von Brustkrebs ist die Gabe von Tamoxifen (z.B. Novaldex®). Diese Substanz blockiert die Östrogenwirkung und trägt damit zu einer Verlangsamung der Wachstumsgeschwindigkeit von ER-positiven Tumoren bei. Gegenwärtig wird untersucht, ob diese Medikamente auch die Entstehung solcher Krebsarten verhüten können.

Die Tatsache, daß sich Östrogen fördernd auf das Wachstum dieser Krebsarten auswirkt, deutete darauf hin, daß Melatonin ein nützlicher Teil der Behandlung sein könnte. Als Zeitverwalter des Körpers hat Melatonin auch Auswirkungen auf den Zyklus. Bei Tieren, die saisonabhängig Junge bekommen, beeinflussen wechselnde Melatonin im Blut den Reproduktionsrhythmus und legen außerdem fest, wann sie läufig oder brünstig sind. Melatonin hat ähnliche, wenn auch subtilere Auswirkungen auf den menschlichen Zyklus; doch Tatsache ist, daß Menschen zu bestimmten Jahreszeiten fruchtbarer sind.

Der Einfluß, den Melatonin auf die Geschlechtshormone hat, weckte beträchtliches Interesse an seinem potentiellen therapeutischen Nutzen. Zum Beispiel wird es gerade auf seine Wirksamkeit im Zusammenhang mit Verhütungsmitteln untersucht (siehe Kapitel 16). Gleichermaßen könnte die Fähigkeit, den menschlichen Zyklus zu beeinflussen, Teil einer wirksamen Behandlung von hormonabhängigen Krebsarten werden. Verschiedene Untersuchungen sind dabei zu erforschen, ob Melatonin die Wirksamkeit von anderen Anti-Krebs-Medikamenten verstärken könnte. Bestimmte Arten von Prostatakrebs werden durch Testosteron stimuliert. Auch hier kann Melatonin Schutz bieten, indem es die Testosteronbildung entsprechend reguliert.

Vielleicht hilft die neuentdeckte Verbindung zwischen Melatonin und Brustkrebs dabei, ein altes Rätsel, das jahreszeitbedingte Auftreten von Brustkrebs, zu lösen. Im Winter ist der Melatoninspiegel normalerweise höher als im Sommer (zumindest auf der nördlichen Hemisphäre), bedingt durch die kurzen Tage. Die meisten Fälle von Brustkrebs werden im späten Frühjahr und frühen Winter entdeckt, wenn der Melatoninspiegel niedrig ist. Vielleicht kann die Messung des Melatoninspiegels eines Tages als Frühwarnsystem für bestimmte Krebsarten dienen, da Frauen mit ER-positivem Brustkrebs und Männer mit testosteronabhängigem Prostatakrebs niedrigere Melatoninspiegel haben als gesunde Menschen oder Menschen mit gutartigen Tumoren.

Verschiedene Untersuchungen sind im Gange, um festzustellen, ob Melatonin zur Verhütung oder Verlangsamung von Brustkrebs eingesetzt werden kann. An der »Tulane School of Medicine« kultivierten Wissenschaftler menschliche Zellen eines Brustkrebses und brachten einige dieser Kulturen mit Melatonin zusammen. Das Resultat war, daß sich die mit Melatonin behandelten ER-positiven Zellen nur ein viertel- bis einhalbmal so schnell teilten wie unbehandelte Zellen. Krebszellen, die keine Östrogenrezeptoren hatten, wurden nicht durch das Melatonin beeinflußt. Andere Studien demonstrieren, daß die Effektivität von Tamoxifen in Verbindung mit Melatonin bei im Labor kultivierten Krebszellen erhöht ist.
Es bleibt zu prüfen, wie sich eine solche Kombination auf den menschlichen Körper auswirkt. In den Niederlanden wurde 1991 eine groß angelegte Untersuchung über die Verwendung von Melatonin zur Prävention von Brustkrebs begonnen, sie wird jedoch erst im Jahr 2001 beendet sein. Die bisherigen Ergebnisse weisen auf die Möglichkeit hin, daß Melatonin eines Tages zum Standardarsenal für die Behandlung und Verhütung von ER-positivem Brustkrebs gehört und zur Steigerung der Wirksamkeit anderer Anti-Krebs-Medikamente verwendet wird und damit der Gebrauch von toxischen Medikamenten drastisch gesenkt werden könnte.

Andere Krebsarten

Krebs des Endometriums, also der Innenhaut der Gebärmutter, ist eine weitere hormonabhängige Krebsart, die ebenfalls mit einer von der Norm abweichenden Melatoninbildung zusammenhängen könnte. Ein indirektes oder bedeutsames Indiz dafür ist, daß eine Hyperplasie des Endometriums – eine Gewebsveränderung –, die als Vorstufe des Gebärmutterkrebs gilt, hauptsächlich im Winter diagnostiziert wird. Außerdem erhöht sich das Risiko, Gebärmutterkrebs zu bekommen, während und nach der Menopause, zu einer Zeit also, in der auch die Melatoninproduktion drastisch abfällt. Fettsucht und Diabetes sind zusätzliche Risikofaktoren, die einen Gebärmutterkrebs begünstigen und ebenfalls mit einem beeinträchtigten Melatoninrhythmus zusammenhängen.

Melatoninmangel wurde auch mit anderen Krebsarten in Verbindung gebracht, wie dem Ehrlich-Karzinom, Sarkomen, Fibrosarkomen und Melanomen. Es gibt Berichte darüber, daß Melatonin bei Patienten mit Lungenkrebs, Magenkrebs, Knochenkrebs und Gebärmutterhalskrebs sowohl Symptome lindert, als auch die Überlebenszeit verlängert.

Melatonin, Interleukin-2 und Krebs

Neben seiner Wirkung auf ER-positive Krebsarten wird Melatonin auch als Zusatz für eine neue und radikal andere Krebsbehandlungsmethode erprobt.

Bis vor kurzem gab es zwei verschiedene Methoden, Krebs zu behandeln: Man konnte versuchen, die kanzerösen Zellen operativ aus dem Körper zu entfernen oder sie innerhalb des Körpers zu vernichten. Keine der beiden Methoden ist schonend, und beide haben ihre Nachteile. Wird ein Krebs chirurgisch entfernt, bleibt unsicher, ob jede einzelne Krebszelle mit entfernt worden ist, und oft muß viel gesundes Gewebe mit entfernt werden. Manche Krebszellen können mit Chemotherapie oder Bestrahlung zerstört werden,

doch auch diese Behandlungsart verlangt ihren Preis. Sie zerstört nicht nur die entarteten Zellen, sondern auch gesundes Gewebe.
Zu Beginn der achtziger Jahre wurden neue Wege erforscht, um dem menschlichen Körper im Kampf gegen den Krebs zu helfen. Eine Möglichkeit ist die hormonelle Behandlung, eine andere die Stimulierung des Immunsystems. Die meisten Wissenschaftler im Bereich der Onkologie halten Krebs für die Folge davon, daß das Immunsystem versagt hat. Krebszellen sind mutierte Zellen, deren DNA sich derart verändert hat, daß sie unkontrolliert wachsen können. Wenn unser Körper aber aus Milliarden und Abermilliarden von Zellen besteht, müssen diese Mutationen mit atemberaubender Geschwindigkeit vonstatten gehen. Sie können entstehen, indem sie natürlicher Erdstrahlung und Freien Radikalen ausgesetzt werden, oder auch durch einfache Fehler, die während der Zellteilung in den genetischen Code gelangen. Viele dieser mutierten Zellen würden sich, blieben sie unbeachtet, zu Tumoren entwickeln.
Was hält sie also auf? Ist das Leben ein langes Russisches Roulette, bei dem unsere Chance, Krebs zu bekommen, von der Spieldauer abhängig ist? Es gibt Hinweise dafür, daß ein starkes Immunsystem diese kanzerösen Zellen erkennt und vernichtet, so wie es bei schädlichen Viren und Bakterien verfährt. Auch scheint es, daß es weniger darum geht, ob unser Körper Krebszellen behaust, als darum, wie er mit ihnen umgeht.
Dieser Gedanke brachte eine neue Behandlungsmethode in Gang, die Immuntherapie. Durch eine Stimulierung des Immunsystems hofften Wissenschaftler, Krebserkrankungen behandeln zu können. Das Bestehen einer Verbindung zwischen dem Immunsystem und einer Krebserkrankung wurde durch klinische Versuche mit Interleukin-2 (IL-2),

einer Substanz, die vom Immunsystem gebildet wird, bewiesen. IL-2 scheint so ähnlich zu funktionieren wie die Flugzeugbeobachter im zweiten Weltkrieg, es unterstützt die Entdeckung von Krebszellen und hilft bei ihrer Zerstörung. Die ersten Versuche mit IL-2 waren beeindruckend, allerdings hatten sie schwerwiegende Nachteile, da IL-2 sehr starke Nebenwirkungen hat. Bei ersten Versuchen starb sogar eine Anzahl Patienten an den Nebenwirkungen der Behandlung.

Diese ersten Behandlungsversuche wurden an Patienten erprobt, deren Krebserkrankung ein Stadium erreicht hatte, in dem keine weitere Behandlung mit herkömmlichen Methoden mehr möglich war. Trotz der Nachteile des IL-2 war die Tatsache, daß es sehr effizient war, ein Fortschritt in der damaligen »Behandlungskunst«. Allerdings waren auch die Behandlungserfolge schwankend. Manchmal war IL-2 wirksam und manchmal nicht. Seine größte Wirksamkeit zeigte IL-2 in der Behandlung von metastasierendem Nierenkrebs, Darmkrebs, Melanomen und Lymphomen.

Untersuchungen zeigten, daß die Wirksamkeit von IL-2 bei der Behandlung von Nieren und Hautkrebs (Melanom) beschränkt war. Eine Gruppe von Wissenschaftlern am Gerardo Hospital in Monza, Italien, untersuchte, ob Melatonin in der Lage war, die Wirkung des IL-2 zu erhöhen. Sie behandelten 82 Patienten, die eine metastasierende Krebserkrankung hatten (der Krebs hatte sich bereits in anderen Organen ausgebreitet) mit niedrig dosiertem IL-2 (um die Nebenwirkungen gering zu halten), das mit Melatonin kombiniert worden war. Diese Behandlung ließ den Tumor bei 21 Patienten schrumpfen und erzielte bei vier Patienten eine komplette Remission. Die Nebenwirkungen blieben bei allen Patienten gering. Eine andere Untersuchung, die von der gleichen Wissenschaftlergruppe durchgeführt wur-

de, zeigt, daß Melatonin die Wirksamkeit von IL-2 bedeutend verbessert: sieben Prozent der Patienten, die eine Kombination von IL-2 und Melatonin erhalten hatten, erlebten eine komplette Remission, dagegen gab es keine Remission bei der Gruppe von Patienten, die nur IL-2 erhalten hatten. 20 Prozent der Patienten, die eine Kombinationstherapie erhalten hatten, kamen teilweise in eine Remission, im Gegensatz zu drei Prozent Patienten, bei denen eine IL-2-Behandlung ohne Melatonin erfolgt war. 46 Prozent der ersten Gruppe überlebten das erste Jahr nach der Therapie, von der IL-2-Gruppe überlebten im Vergleich dazu nur 15 Prozent das erste Jahr.
IL-2 und Melatonin scheinen gemeinsam besser zu wirken. Nicht nur verbessert Melatonin die Wirksamkeit des IL-2, sondern auch umgekehrt erhöht IL-2 die Melatoninbildung bei Krebspatienten. Eine Untersuchung von sieben Patienten mit fortgeschrittenem Lungenkrebs zeigte, daß ihr normaler Melatoninrhythmus nicht mehr funktionierte. Nach einer Behandlung mit IL-2 erreichten vier von den sieben wieder einen normalen nächtlichen Melatoninhöchststand.

Eine Warnung

Wenngleich die ersten Untersuchungsergebnisse über die Wirksamkeit des Melatonins in der Krebsbekämpfung vielversprechend sind, gibt es noch immer zahllose unbeantwortete Fragen. Falls Sie oder jemand, den Sie kennen, an Krebs erkrankt sind, dann ergänzen Sie Ihren Behandlungsplan bitte nicht mit Melatonin, ohne Ihren behandelnden Arzt konsultiert zu haben. Neben den wenigen klinischen Versuchen, die zur Zeit im Gange sind, gibt es gegenwärtig mehr Fragen als Antworten über die Auswirkungen des

Melatonins auf eine Krebserkrankung. Ein Wissenschaftler behauptet zum Beispiel, daß Melatonin zusammen mit anderen Prozessen im Körper die Tumorbildung manchmal anregt, manchmal hemmt, entsprechend der Tageszeit, zu der es verabreicht wird. Es wurden Untersuchungen an Mäusen gemacht, die zeigten, daß Melatoningaben am späten Nachmittag das Tumorwachstum verlangsamten, am frühen Morgen jedoch sogar anregten. Besonders Menschen mit Morbus Hodgkin, Leukämie, Lymphomen und Multiplem Myelom sollten Melatonin nicht einnehmen; doch gilt für alle Menschen mit einer Krebserkrankung, daß sie den ärztlichen Empfehlungen genau folgen und die Behandlung nicht ohne Rücksprache mit ihrem Arzt oder ihrer Ärztin verändern sollten. In den meisten Fällen wissen wir bis jetzt noch nicht, welche Rolle Melatonin in der Behandlung der einzelnen Krebserkrankungen spielt.

7 Melatonin und elektromagnetische Felder

Seit einigen Jahren werden die Auswirkungen von elektromagnetischen Feldern in der Öffentlichkeit sehr kontrovers diskutiert. Diese unsichtbaren Felder aus geladenen Teilchen sind ein Nebenprodukt unseres modernen Lebens, das auf elektrische Geräte nicht mehr verzichten kann. Als die sogenannten »Ströme des Todes«, wie sie in einem Bestseller benannt wurden, könnten sie – einigen Kritikern zufolge – für Krebserkrankungen, Depressionen und andere Krankheiten verantwortlich sein.

Andere meinen wiederum, diese Behauptungen seien pseudowissenschaftlicher Unsinn; die vorhandenen Studien seien schlecht konzipiert gewesen, die Ergebnisse widersprächen sich. Im Gegensatz zu anderen krebsbegünstigenden Stoffen scheinen elektromagnetische Felder nicht nur eine oder mehrere bestimmte Krebsarten zu verursachen, sie werden, etwas vage, für ganz unterschiedliche Krebsarten verantwortlich gemacht. Darüber hinaus sind elektromagnetische Felder sehr viel weniger stark als die menschlichen Biosignale. Wie sollten sie da Körperzellen beeinflussen und krebsartige Veränderungen auslösen?

Vielleicht ist unsere Forschungserkenntnis über die Zirbeldrüse das fehlende Teil in diesem Puzzle. Es stellte sich nämlich heraus, daß elektromagnetische Felder drastische Auswirkungen auf die Zirbeldrüse und damit auf die Melatoninproduktion haben. Je mehr wir über die Rolle des Melatonins im menschlichen Körper erfahren, desto deutlicher tritt zutage, daß viele der negativen Auswirkungen, die elektromagnetischen Feldern zugeschrieben werden, genau die gleichen Störungen sind, die bei einem niedrigen Melatoninspiegel auftreten. Ähnlich wie Sonnenlicht haben elektromagnetische Felder keinen direkten Effekt auf die meisten menschlichen Zellen, sondern wirken indirekt über das Auge und die Zirbeldrüse. Die Beweise häufen sich, daß elektromagnetische Felder tatsächlich gesundheitsschädigende Auswirkungen haben und daß diese Schädigungen eng mit der Tatsache zusammenhängen, daß die Melatoninproduktion in der Zirbeldrüse durch elektromagnetische Felder gehemmt wird.

Was sind elektromagnetische Felder?

Der Ausdruck »elektromagnetisches Feld« ist wahrscheinlich zu unkonkret. Er wird für sehr unterschiedliche Energieformen verwendet. Obwohl diese Phänome miteinander verwandt sind, sind sie nicht identisch und haben auch ganz unterschiedliche gesundheitliche Auswirkungen.
Das erste, die sogenannte elektromagnetische Strahlung, ist im Grunde genommen gar kein Feld, sondern ein Auftreten von elektromagnetischen Wellen. Genaugenommen beinhaltet der Begriff »elektromagnetische Strahlung« das gesamte elektromagnetische Spektrum, angefangen bei Wellen mit extrem niedriger Frequenz – wie sie zur Kommunikation beim Militär verwendet werden – bis hin zu Mikrowellen und Röntgenstrahlen. Wir Menschen können elektromagnetische Strahlen einer bestimmten Wellenlänge wahrnehmen; wir nennen sie sichtbares Licht.
Außer der jeweiligen Wellenlänge besteht zwischen Licht, Mikrowellen und Röntgenstrahlen kein Unterschied.

Je kürzer die Wellenlänge ist, desto mehr Energie beinhaltet sie.

In den vergangenen Jahren wurden die gesundheitlichen Auswirkungen von Mikrowellen heftig diskutiert, da man ihnen relativ viel ausgesetzt ist. Mikrowellenlandesysteme und Satelliten für Rundfunk und Fernsehen sind Erzeuger von Mikrowellenstrahlung. Auch Radio und Fernsehsender produzieren elektromagnetische Strahlen, die allerdings etwas anderer Art sind. In unmittelbarer Nähe können diese Energiewellen sehr schädigend, sogar tödlich sein, da sie Gegenstände aufheizen, die sich in ihrer Bahn befinden (das ist das Prinzip des Mikrowellenherdes). Die sich schleichend bemerkbar machenden Langzeitauswirkungen auf Menschen, die in der Nähe von Radio- und Fernsehsendern, Landeführungssystemen und anderen Quellen elektromagnetischer Strahlung leben, sind nicht wirklich erforscht.

Elektrische Felder bestehen aus elektrisch geladenen Partikeln, die als Nebenprodukt des elektrischen Stroms entstehen. Magnetische Felder, die einen Magneten umgeben, sind ähnliche Energiefelder. Der wichtigste Unterschied zwischen elektrischen und magnetischen Feldern betrifft die geladenen Teilchen. In einem elektrischen Feld sind diese Teilchen in Bewegung und können dadurch in Gegenständen, mit denen sie in Kontakt kommen, elektrische Ströme erzeugen. In einem magnetischen Feld sind die Teilchen bewegungslos. Sie erinnern sich vielleicht an ein Experiment mit Eisenspänen und einem Magneten aus der Grundschule: Die Späne ordneten sich in bogenförmigen Mustern von einem zum anderen Ende des Magneten an. Diese Bögen waren der sichtbare Beweis für die Existenz des magnetischen Feldes. Die Erde ist selbst ein großer Magnet, und wir alle leben in ihrem magnetischen Feld.

Stromleitungen, Transformatoren und Motoren erzeugen sowohl elektrische als auch magnetische Felder. Doch es bestehen einige wichtige Unterschiede zwischen beiden. Zum einen ist es recht einfach, ein elektrisches Feld abzuschirmen, da viele Substanzen seinen Einfluß reduzieren. Magnetische Felder dagegen dringen durch Stahl, Ziegelsteine, Mauerwerk, Holz und durch fast alle Substanzen, die uns im Alltag umgeben.

Es gibt Hinweise dafür, daß elektrische Ströme für die negativen Auswirkungen der elektromagnetischen Felder verantwortlich sind. Befindet sich ein leitfähiger Stoff innerhalb eines elektrischen Feldes – ganz gleich, ob es sich um Kupferdraht oder menschliches Gewebe handelt, so fließt Strom in den betreffenden Stoff.

Auch magnetische Felder können einen Strom verursachen, allerdings nur, wenn sie sich in bezug zum betreffenden Material bewegen. Drehen Sie z.B. Ihren Kopf hin und her, verändert er seine Position in bezug auf das magnetische Feld der Erde. Die Ströme, die auf diese Art und Weise erzeugt werden, sind zufällig und minimal und wirken sich nicht auf die menschliche Biologie aus (zumindest so weit wir es heute wissen). Experimente an Tieren zeigen jedoch, daß schnell wechselnde magnetische Felder im Gegensatz zu langsam wechselnden eine Auswirkung auf die Zirbeldrüse haben. Wichtig ist hier, daß schnell wechselnde magnetische Felder elektrische Ströme erzeugen.

Die Ströme, die durch ein elektromagnetisches Feld in uns erzeugt werden, sind so niedrig, daß unsere Sinne sie nicht wahrnehmen können. Aus Laboruntersuchungen geht hervor, daß elektromagnetische Felder nicht dieselben zellzerstörenden Wirkungen haben wie zum Beispiel Chemikalien oder Röntgenstrahlen. Ein Argument, das gegen die Theorie spricht, derzufolge elektromagnetische Felder schädi-

gend sind, lautet, daß solche Ströme sehr viel schwächer seien als der konstante elektrische Strom, den unser Körper bei der Biosignalverarbeitung des täglichen Lebens produziert. Solche minimalen Strömungsänderungen würden vor der »Hintergrundmusik« der eigenen elektrischen Aktivität des Körpers gar nicht wahrgenommen werden.
Zusätzlich macht den Wissenschaftlern die Vielseitigkeit und Inkonsistenz des – angeblich – von elektromagnetischen Feldern (Elektrosmog) zugefügten Schadens zu schaffen: Einerseits soll Elektrosmog bei Kindern Leukämie erzeugen, andere Untersuchungen nennen Brustkrebs als mögliche Folge.

Eine Verbindung zur Zirbeldrüse

Je mehr wir über die Auswirkungen der elektromagnetischen Felder auf die Zirbeldrüse erfahren, desto mehr Puzzleteile fügen sich zusammen. Es gibt überzeugende Forschungsergebnisse, die beweisen, daß Elektrosmog die Melatoninproduktion beeinflußt. Wie im 5. Kapitel beschrieben, kann ein niedriger Melatoninspiegel eine Immunschwäche verursachen. Schon kleine Beeinträchtigungen der Körperabwehr können das Krebsrisiko erhöhen, das gehäufte Auftreten einer bestimmten Krebsart ist jedoch nicht zu erkennen. Gleichzeitig hemmt ein niedriger Melatoninspiegel die Fähigkeit der Zellen, einen durch fremde Einflüsse erzeugten Schaden zu beheben, was wiederum das Risiko, an Krebs zu erkranken, erhöht. Auch hier wäre die Entwicklung einer Krebserkrankung unlogisch, da neben den elektromagnetischen Feldern ein weiterer Risikofaktor hinzukommen müßte.
Mit anderen Worten heißt das, daß elektromagnetische

Felder nicht direkt Krebs verursachen, sondern uns durch eine Reduktion des Melatoninspiegels für andere Krebsursachen anfälliger machen. Dies erklärt auch, warum es so schwer war, eine kausale Verbindung zwischen Elektrosmog und Krebs zu beweisen. Dies würde auch erklären, warum elektromagnetische Felder eine Krebserkrankung begünstigen können, ohne Körperzellen einen direkten Schaden zuzufügen.

Die Auswirkungen von Elektrosmog auf die Zirbeldrüse wurde bei Tieren und Menschen belegt. In einer Anzahl von Studien, die sich über Jahre erstreckten, wurden beispielsweise Ratten über 20 Stunden pro Tag einem 60 Hertz starken elektrischen Feld ausgesetzt (die gleiche Frequenz, die von den gängigen Haushaltsgeräten erzeugt wird). Nach 30 Tagen war die Melatoninausschüttung bei diesen Ratten so gut wie inexistent. Nachdem die Tiere dem Elektrosmog nicht mehr ausgesetzt waren, stieg die Melatoninproduktion innerhalb von drei Tagen wieder auf die normale Ausschüttungsmenge an.

Eine weitere Untersuchung aus dem Jahr 1986 führte zu ähnlichen Resultaten. Nachdem die Ratten drei Wochen lang einem elektromagnetischen Feld ausgesetzt waren, war die nächtliche Melatoninproduktion der Ratten nur noch halb so groß wie normal, nach vier Wochen betrug sie nur noch ein Drittel. Nachdem man das elektromagnetische Feld beseitigt hatte, stiegen ihre Melatoninspiegel wieder auf die Normalwerte an.

Auch epidemiologische Studien, die Erscheinungsmuster von Krankheiten untersuchen, stützen die These, daß eine Verbindung zwischen dem Auftreten von Elektrosmog und einer verringerten Melatoninproduktion besteht, indem sie eine Verbindung aufzeigen, die zwischen der Tatsache, daß man elektromagnetischen Feldern ausgesetzt war, und dem

Auftreten von gesundheitlichen Beeinträchtigungen – wie sie durch einen niedrigen Melatoninspiegel verursacht werden – besteht.

Elektrosmog und hormonabhängige Krebserkrankungen

Es wird angenommen, daß Melatonin eine Rolle bei der Verhütung von hormonabhängigen Krebsarten spielt (siehe Kapitel 6). Da Elektrosmog die Melatoninproduktion hemmen kann, sollte man annehmen, daß solche Erkrankungen vermehrt bei den Menschen zu finden sind, die elektromagnetischen Feldern ausgesetzt sind. Da der Zusammenhang zwischen elektromagnetischen Feldern und hormonabhängigen Krebsarten momentan noch untersucht wird, ist es noch zu früh, eindeutige Schlüsse zu ziehen. Es gibt aber einige sehr interessante Hinweise auf eine mögliche Verbindung. Bei einer Gruppe von New Yorker Mitarbeitern des Fernmeldeamtes wurde ein unverhältnismäßig großer Anteil von Brustkrebs bei Männern gefunden, die wohl aufgrund ihrer Arbeit starken und anhaltenden elektromagnetischen Feldern ausgesetzt waren. In einer anderen Untersuchung wurde bei Männern, die durch ihren Beruf oft elektromagnetischen Feldern ausgesetzt waren, ein sechsmal höherer Prozentsatz von Brustkrebs gefunden als beim Durchschnittsbürger.

Elektromagnetische Felder und Depression

Es gibt eine enge Verbindung zwischen der Höhe des Melatoninspiegels und dem psychischen Gleichgewicht (siehe

Kapitel 16). Deshalb ist zu erwarten, daß Menschen, die Elektrosmog ausgesetzt sind, auch anfälliger für psychische Krankheiten, wie Depressionen, sind. Mindestens zwei Untersuchungen stützen diese These. 1988 wurden in Großbritannien Menschen in großen Wohnblocks befragt. Es stellte sich heraus, daß bei Menschen, die in Wohnungen mit starken elektromagnetischen Feldern leben, eine größere Neigung zu depressiven Verstimmungen besteht. Eine Untersuchung aus dem Jahr 1979 zeigt, daß die Suizidrate bei Menschen, die in der Nähe von Starkstromleitungen leben, erhöht ist.

Es gibt verschiedene Möglichkeiten, auf welche Weise Elektrosmog die psychische Verfassung eines Menschen beeinflussen könnte. Durch eine Senkung des Melatoninspiegels könnten chemische Vorgänge im Gehirn derart verändert werden, daß die betreffende Person stimmungslabiler wird. Tatsächlich haben Wissenschaftler bei Menschen, die an einer Depression leiden, niedrigere Melatoninwerte festgestellt. Die veränderte Melatoninproduktion wiederum könnte sich auf das gewohnte Schlafverhalten auswirken und psychische Störungen auslösen. Schlaflosigkeit bei Nacht und ein erhöhtes Schlafbedürfnis am Tage stehen oft im Zusammenhang mit einer depressiven Verstimmung.

Das Geheimnis liegt im Auge

Die meisten Forscher sind davon überzeugt, daß elektromagnetische Felder die Zirbeldrüse wohl über den Weg der Augen beeinflussen. Die Netzhaut des Auges ist sehr lichtempfindlich, und Licht ist eine Form von elektromagnetischer Strahlung. Daher liegt es auf der Hand, daß die Netzhaut auch für elektromagnetische Felder – Elektro-

smog – empfindlich ist, auch wenn wir diese Kräfte normalerweise nicht bewußt wahrnehmen können. (Starke magnetische Felder können allerdings ein Flimmern vor den Augen verursachen.)
Es ist nicht bekannt, aus welchem Grund unsere Augen für diese Felder empfindlich sind. Während der Jahrmillionen dauernden menschlichen Entwicklung waren wir Feldern von solcher Stärke nur während Gewittern ausgesetzt. Und, wie oben erwähnt, sind die Felder, die vom Magnetismus der Erde erzeugt werden, viel schwächer. Diese Empfindlichkeit könnte ein entwicklungsgeschichtlicher Überrest eines Systems sein, das bei Menschen nicht mehr funktionsfähig ist. Vögel benützen magnetische Felder als Navigationshilfe auf den Flügen in ihre Sommer- bzw. Winterquartiere. Vielleicht ist die Zirbeldrüse darauf angelegt, auf derartige elektromagnetische Veränderungen zu reagieren, wir sind jedoch noch nicht in der Lage, sie zu entschlüsseln.

Wie sicher leben wir?

Tagtäglich sind wir unzähligen Quellen von Elektrosmog ausgesetzt, durch Haushaltsgeräte, Büromaschinen, Leuchtstofflampen, Stromleitungen, Stromkabeln im Haushalt und vielem mehr. Welche Gefahren sind damit verbunden?
Die Antwort darauf kennen wir nicht. Bestimmte Krankheiten haben in den vergangenen 100 Jahren drastisch zugenommen – eine Zeitspanne, in die die Einführung und der zunehmende Gebrauch von Elektrizität und damit das Entstehen von Elektrosmog fällt. Allerdings hat sich die Welt, in der wir leben, auch in vieler anderer Hinsicht verändert; deshalb ist es schwierig zu sagen, welche Gesundheitsschä-

den durch Elektrosmog, Umweltverschmutzung oder eine Veränderung des Lebensstils verursacht wurden.
Trotz dieser Schwierigkeiten haben Experten einen Durchschnittswert von zwei Milligauß als Sicherheitsgrenze für die Dichte von Elektrosmog beschlossen. Diese Schwelle ist willkürlich und richtet sich mehr nach der üblichen Dichte, der wir ausgesetzt sind, als nach klaren Beweisen für gesundheitsschädigende Auswirkungen. Das heißt, daß die meisten Menschen im Verlauf eines Tages einem Elektrosmog von zwei Milligauß ausgesetzt sind, alles, was darüberliegt, bedeutet ein größeres Risiko. (Die Tabelle auf Seite 173 zeigt jeweils die Menge an Milligauß an, der wir durch alltägliche Quellen ausgesetzt sind.) Es kann allerdings im Moment nicht bewiesen werden, ob diese gewöhnlichen Mengen harmlos und ob höhere Mengen gefährlich sind.
(Anm. d. Übers.: Gauß = G = Gs, nichtgesetzliche Einheit der magnetischen Flußdichte im elektromagnetischen CGS-System. $1\,G = 10^{-4}\,Vs/m^2 = 10^{-4}\,Wb/m^2 = 10^{-4}\,T$. Gesetzliche Einheit ist das Tesla = T)

Die »realistische« Elektrosmogmenge

Angesichts dieser Schwierigkeiten stellt sich die Frage nach dem bestmöglichen Umgang mit dem Elektrosmog, dem wir uns täglich aussetzen.
Wissenschaftler an der Carnegie-Mellon-Universität empfehlen ein sogenanntes »realistisches« Maß zugrunde zu legen, das ihrer Meinung nach die beste Möglichkeit bietet, mit diesem Thema umzugehen, bis wir mehr über die spezifischen Auswirkungen der elektromagnetischen Felder auf unsere Gesundheit wissen.
Diese Methode baut auf den gesunden Menschenverstand.

Zuerst geht es darum, nach einfachen möglichen Veränderungen zu suchen, die die Elektrosmogmenge verringern könnten: Das Ersetzen der Dimmer-Lichtschalter im Haus oder eine Positionsveränderung des Computermonitors kann effektiver sein, als sein Haus zu verkaufen, weil man in der Nähe von Hochspannungsleitungen lebt.

Das Reduzieren von elektromagnetischen Feldern ist vergleichbar mit unserem Umgang mit Sonnenstrahlen. Nur weil UV-Strahlen schädigend sind, bedeutet das noch lange nicht, daß Sie nie an den Strand gehen dürfen. Es bedeutet eher, daß Sie vernünftige Vorkehrungen treffen müssen und beispielsweise einen Sonnenschirm und einen Hut mitnehmen sollten. Dasselbe gilt für Elektrosmog. Im Kapitel 12 werden wir auf die Möglichkeiten, Quellen von elektromagnetischen Feldern zu reduzieren, näher eingehen.

Außerdem können wir unser Wissen über den Zusammenhang zwischen Elektrosmog und der Höhe des Melatoninspiegels nutzen, um uns zu schützen. Wenn Sie nicht umhin können, in einem elektrosmogreichen Gebiet zu wohnen oder zu arbeiten, wäre es günstig, zusätzlich Melatoninpräparate einzunehmen. Darüber hinaus können Sie die Auswirkungen der elektromagnetischen Felder weiter eingrenzen, wenn Sie Ihre körpereigene Melatoninproduktion etwa durch mehr Tageslicht und eine regelmäßige körperliche Bewegung erhöhen.

Wie Sie sehen, spielt das Melatonin in vielerlei Hinsicht eine überraschend große Rolle für unsere Gesundheit. Genauso überraschend ist vielleicht, daß Sie durch ein paar einfache und gesundheitsfördernde Veränderungen an Ihrem Lebensstil schon heute in den Genuß positiver Auswirkungen kommen können. Auf den folgenden Seiten wird beschrieben, wie Sie Ihre körpereigene Melatoninproduktion stimulieren können. Und es ist gut möglich, daß Sie den Unterschied sofort bemerken: Sie werden sich ausgeruhter fühlen, mehr Energie haben, wacher sein und sich mehr im Einklang mit Ihrem natürlichen Biorhythmus fühlen. Unser Programm ist ein Gegenmittel gegen die vielen, oft selbstverschuldeten Stressoren des modernen Lebens. Es wird Sie mit einer Lebensweise vertraut machen, die für den menschlichen Körper eigentlich vorgesehen ist.

Die meisten nötigen Veränderungen sind unglaublich einfach zu bewerkstelligen. Sie brauchen dafür keine übergroße Willensanstrengung. Je erholter und fiter Sie sich fühlen, desto mehr werden Sie gewillt sein, dem Programm zu folgen. Und so wie diese Veränderungen die Lebensqualität Ihres Alltags erhöhen werden, werden sie auch dazu beitragen, daß Sie auch im Alter gesund bleiben.

Klingt das gut? Dann lassen Sie uns beginnen.

Teil II

Das Melatoninprogramm

8 Bestandsaufnahme eines Lebensstils

In den vorangegangenen Kapiteln haben wir die tiefgreifenden Auswirkungen des Melatonins auf Gesundheit und Lebenserwartung betrachtet. Ein großer Vorteil – im Vergleich zu anderen medizinischen Neuentdeckungen – liegt darin, daß Sie weder jahrelang auf den Nutzen dieser neuen Erkenntnisse zu warten brauchen, noch zu Ihrem Arzt gehen müssen, um ein Rezept zu erhalten. Schon ab heute können Ihnen diese Erkenntnisse nützen, indem Sie gewisse Veränderungen an Ihrer Lebensweise vornehmen, die die natürliche Melatoninproduktion in Ihrem Körper fördern, oder indem Sie – für wenig Geld – zusätzlich Melatoninpräparate einnehmen.

Die Methode, mit der sich diese neuen Erkenntnisse für Sie umsetzen lassen, ist einfach und praktisch. Wir werden Ihnen zeigen, wie Sie Ihr Leben so verändern können, daß es im Einklang mit Ihren Körperrhythmen ist.

Bedenken Sie beim Lesen der folgenden Kapitel, daß Qualität wichtiger ist als Quantität. Bildet Ihr Körper zwar viel Melatonin, jedoch zur verkehrten Zeit, können Sie viele Vorteile gar nicht nutzen; es kann dann sogar mehr schaden als nutzen. Wird zuviel Melatonin produziert oder zur falschen Zeit ausgeschüttet, können Symptome einer depressiven Verstimmung oder Symptome, wie sie durch eine Zeitverschiebung ausgelöst werden, auftreten.

Die folgende Bestandsaufnahme wird Ihnen einen allgemeinen Eindruck darüber vermitteln, wie es mit der Melatoninproduktion Ihres Körpers bestellt ist. In den kommenden

Kapiteln haben Sie die Möglichkeit, Ihren Lebensstil detailliert zu analysieren. Wir werden einige Veränderungen vorschlagen, mit denen Sie einen regelmäßigen Melatoninrhythmus unterstützen. Sie werden sehen, daß die meisten Vorschläge einfach auszuführen sind. Ein Vorteil einer melatoninfreundlichen Lebensweise ist, daß sie wenig Opfer erfordert. Sie werden sich durch die meisten Neuerungen sogar sofort besser fühlen.

Wichtig ist, daß Sie verstehen, wie unser Körper Melatonin herstellt und wozu es gebraucht wird. Wenn Sie Ihr Leben einmal aus dieser neuen Perspektive betrachtet haben, werden Sie schnell in der Lage sein, einfache Strategien zu finden, die Ihnen dabei helfen, Ihre individuellen Körper- oder Biorhythmen zu unterstützen, anstatt gegen sie zu arbeiten.

Im Labor werden Blutproben untersucht, um den jeweiligen Melatoninspiegel zu messen. Sollten Sie sich jedoch nicht Nacht für Nacht im zweistündlichen Rhythmus Blut abnehmen lassen wollen, ist diese direkte Meßmethode nicht sehr sinnvoll. Sie können allerdings eine gute Vorstellung von Ihrer persönlichen Melatoninausschüttung bekommen, wenn Sie einmal unter die Lupe nehmen, wie Sie leben und wie Sie sich fühlen. In den nachfolgenden Kapiteln werden Sie verschiedene Fragebögen finden, mit deren Hilfe Sie herausfinden können, ob und wie risikoreich Sie leben und durch welche praktischen Strategien Sie den größtmöglichen Nutzen aus Melatonin ziehen.

Bestandsaufnahme

Wählen Sie aus den folgenden Behauptungen jeweils diejenige, die Ihrer Lebensführung am nächsten kommt. Lesen

Sie dann die nachfolgende Auswertung, um festzustellen, wie Ihr Melatoninspiegel durch Ihren Lebensstil beeinflußt werden könnte.

1.
— Im allgemeinen besteht mein Leben aus vorhersagbaren Aktivitätsmustern; meist mache ich jeden Tag etwa die gleichen Dinge zur gleichen Zeit.
— Mein Leben verläuft im allgemeinen ziemlich hektisch.

2.
— Ich verbringe viel Zeit im Freien.
— Ich verbringe einen großen Anteil meiner Arbeits- und Freizeit in Gebäuden.

3.
— Ich nehme selten Medikamente ein.
— Ich nehme regelmäßige Medikamente (rezeptpflichtige und rezeptfreie) ein.

4.
— Ich habe das Gefühl, mein Leben stimmt mit meinen Biorhythmen überein.
— Ich habe das Gefühl, daß meine momentane Lebensweise nicht mit mir selbst übereinstimmt.

5.
— Mein Streß hält sich normalerweise in Grenzen.
— Ich führe ein streßreiches Leben.

6.
— Ich habe oft Schlafstörungen.
— Ich schlafe gut.

7.
— Ich bin normalerweise tagsüber hellwach.
— Ich bin tagsüber oft müde.

8.
Ich bin:
— 18 – 35 Jahre alt
— 36 – 50 Jahre alt
— 51 – 70 Jahre alt
— 70 Jahre oder älter

9.
— Ich bekomme selten eine depressive Verstimmung.
— Ich fühle mich oft deprimiert.

10.
— Wenn alle anderen krank sind, geht es mir meistens gut.
— Ich scheine mir jede Erkältung und Grippe zuzuziehen, die gerade grassiert.

11.
In meiner Familie bestehen die folgenden gesundheitlichen Probleme:
— Diabetes
— Herzkrankheiten
— Krebserkrankungen
— Multiple Sklerose

12.
Ich lebe oder arbeite in einer Umgebung, in der ich stark ausgesetzt bin:
— elektromagnetischen Feldern
— Umweltverschmutzung

— industriebedingten Chemikalien
— Strahlenbelastung (einschließlich Röntgenstrahlen)

13.
Meine Ernährung
— enthält viel frisches Obst und Gemüse.
— besteht zum Großteil aus Fast food und gekochten Speisen.

14.
Ich treibe Sport
— moderat
— sehr viel
— überhaupt nicht

Auswertung

1. Eine Lebensführung, deren Abläufe einer gewissen Routine folgen, macht es Ihrem Körper leichter, den Rhythmus seiner Melatoninproduktion aufrechtzuerhalten. Zwar wird der primäre Rhythmus durch Hell und Dunkel bestimmt, doch auch andere, umgebungsbedingte Reize können starken Einfluß ausüben. Im 9. Kapitel werden Strategien vorgestellt, die Ihnen helfen können, Ihr individuelles Tagesprogramm mit Ihrem natürlichen Körperrhythmus in Einklang zu bringen.
2. Die menschliche Rasse entwickelte sich auf einem Planeten, der von der Sonne bestimmt wird, doch die modernen Lebensbedingungen koppeln uns häufig von diesem grundlegenden Zeiteinteiler ab. Viele gesundheitliche Beeinträchtigungen, wie depressive Verstimmungen, Schlaflosigkeit und körperliche Anzei-

chen von Streß, in Form von Herzerkrankungen oder einem hohen Blutdruck, können durch mangelndes Sonnenlicht ungünstig beeinflußt werden (siehe Kapitel 9).
3. Einige Medikamente, die wir einnehmen, beeinflussen die Fähigkeit unseres Körpers, Melatonin zu produzieren und einzusetzen. Sogar so verbreitete und scheinbar harmlose Mittel wie Ibuprofen (z.B. Brufen®, Proxen®) können die Funktion der Zirbeldrüse beeinträchtigen (siehe Kapitel 13).
4. Wenn Sie das Gefühl haben, Ihr Körper wehre sich gegen Ihre Lebensweise, hören Sie auf ihn. Die in den nächsten Kapiteln beschriebenen Strategien können Ihr Lebensgefühl entscheidend verändern. Durch winzige Modifizierungen, die Sie heute in Ihrem Leben vornehmen, können Sie Problemen wie Bluthochdruck vorbeugen, die, wenn sie später wirklich auftreten sollten, radikalere Einschränkungen in Ihrer Lebensweise erforderlich machen werden.
5. Manche Menschen halten Streß für ein Zeichen des Erfolgs und »tragen« ihn fast wie ein Statussymbol. Tatsächlich ist chronischer Streß fast immer schlecht für Sie. Bei unseren Vorfahren war Streß eine kurzfristige Reaktion auf eine physische Bedrohung; andauernder Streß vermindert mit der Zeit unsere Effektivität, da die positiven Auswirkungen des Melatonins, beispielsweise auf die Immunstärke und einen verlangsamten Alterungsprozeß, ausbleiben. Streß macht uns alt und krank.
6. Wenn Sie Schlafstörungen haben, ist das ein untrügliches Zeichen dafür, daß Ihr Melatoninrhythmus durcheinandergeraten ist. Durch melatoninfreundliche Veränderungen, wie sie in Kapitel 9 und 10 beschrieben werden, können Sie die natürlichen Schlaf-wach-Muster

Ihres Körpers ausnützen, um wieder zu einem erholsamen Schlaf zu finden.
7. Ebenso wie Schlaflosigkeit bei Nacht deutet auch Müdigkeit während des Tages darauf hin, daß Ihre biologische Uhr aus dem Rhythmus gekommen ist. Es kann auch die Begleiterscheinung der depressiven Verstimmung sein.
8. Falls Sie jung sind – herzlichen Glückwunsch! Wahrscheinlich ist Ihr Melatoninspiegel hoch. Eine melatoninfreundliche Lebensweise wird ihn hoch erhalten. Sind Sie bereits älter, werden Sie wahrscheinlich schon die ersten Anzeichen eines verringerten Melatoninspiegels bemerkt haben: Schlafstörungen, verminderte Widerstandsfähigkeit gegen Krankheiten usw. Einige Veränderungen an Ihrem Lebensstil und eventuell zusätzliche Melatonindosen können diese und andere Zeichen des Alterns verzögern.
9. Jahreszeitlich bedingte depressive Verstimmungen werden von Forschern mit einem veränderten Melatoninspiegel und -rhythmus in Verbindung gebracht. Falls Sie an einer depressiven Verstimmung leiden, sollten Sie Ihren Arzt konsultieren. Wenn Sie bereits wegen einer Depression behandelt werden, sprechen Sie mit Ihrem Arzt über die Möglichkeit einer zusätzlichen Lichttherapie.
10. Melatonin spielt eine wichtige Rolle in der Unterstützung des Immunsystems. Sind Sie oft erkältet, könnte es an einem niedrigen Melatoninspiegel liegen (siehe Kapitel 5).
11. Es ist nicht bekannt, ob ein niedriger Melatoninspiegel in machen Familien gehäuft vorkommt. Bei Krankheiten, die mit der Höhe der Melatoninausschüttung zusammenhängen, ist dies jedoch der Fall. Sollte ein Mitglied Ihrer Familie an einer solchen Krankheit wie Dia-

betes, Herzerkrankung, Krebs oder Multiple Sklerose leiden, könnte ein höherer Melatoninspiegel das Risiko mindern, eine solche Krankheit zu bekommen.
12. Umweltbedingte Faktoren, wie Umweltverschmutzung und Elektrosmog können einen negativen Einfluß auf Ihre Melatoninausschüttung haben. In Kapitel 11 und 12 finden Sie Wege und Möglichkeiten, wie Sie sich davor schützen können.
13. Ihre Ernährung kann sich positiv oder negativ auf Ihre Melatoninproduktion auswirken. Manche Nahrungsmittel, wie solche, die Tryptophan enthalten, können Ihrem Körper die Grundbausteine geben, die er zur Melatoninherstellung benötigt. Nahrungsmittel, die viele Antioxydantien enthalten, unterstützen die alterungsverzögernde Wirkung des Melatonin.
14. Mäßige körperliche Betätigung kann Ihre Abwehrkräfte unterstützen, zu einem guten Schlaf beitragen und Ihre Fitneß erhalten. Übermäßige sportliche Betätigung kann Ihre Melatoninbildung hemmen, da Freie Radikale freigesetzt werden (siehe Kapitel 11).

Diese Auswertung soll Ihnen die Möglichkeit geben, abzuschätzen, ob Ihre Lebensweise und Ihre Gewohnheiten sich mit dem decken, was wir bis jetzt über die Produktion und den Nutzen von Melatonin wissen. In den folgenden Kapiteln werden wir die wichtigsten Gesichtspunkte im Detail betrachten und Bereiche ansprechen, in denen Sie gegebenenfalls mit ein paar Veränderungen anfangen können.
Bitte vergessen Sie nicht, daß es keine absoluten Wahrheiten gibt. Unser Körper entwickelte sich in einer Welt, die sich von der Welt, in der die meisten von uns heute leben, grundlegend unterscheidet. Im Tausch gegen manche Annehmlichkeiten des modernen Lebens müssen wir unwei-

gerlich auch Kompromisse eingehen, die von dem für unsere Melatoninproduktion angestrebten Idealzustand abweichen. Überall da, wo es uns möglich ist, sollten wir aber Veränderungen vornehmen, denn die sich daraus ergebenden kurz- wie langfristigen Vorteile werden unsere Lebensqualität merklich erhöhen.

Nachdem Sie nun eine Bestandsaufnahme gemacht haben, sollten Sie sich etwas Zeit nehmen, um Ihre Angaben genauer zu betrachten. Vielleicht ist es nötig, zuerst *einen* Bereich Ihres Lebens unter die Lupe zu nehmen, zum Beispiel Ihr Arbeitspensum oder das Auftreten von Elektrosmog in Ihrer Umgebung. In den folgenden Kapiteln wird – sukzessive – eine ganze Reihe möglicher Veränderungen diskutiert.

9 Im Einklang mit der Sonne

Die Zivilisation hat ihre guten und schlechten Seiten. Einerseits leiden Menschen der modernen industrialisierte Welt nicht mehr an so schrecklichen Krankheiten wie Pocken, Polio, Cholera und anderen Seuchen. Andererseits gibt es eine Anzahl neuer Krankheiten, die uns heute Sorgen bereiten: Krebs, Herzerkrankungen, Geschwüre und Streß.

Diese Krankheiten sind zum Großteil Nebenprodukte unserer Lebensweise. Je stärker industrialisiert eine Gesellschaft ist, desto höher ist der Anteil an Zivilisationskrankheiten. Die Gründe für diese Veränderung sind komplex und noch nicht vollständig erklärbar. Manche Wissenschaftler sind der Meinung, es gäbe heute mehr Zivilisationskrankheiten, weil andere Krankheiten nicht mehr so viele Menschenleben fordern. Diese These, die darauf hinausläuft, daß wir schließlich und endlich an irgend etwas sterben müssen, wird durch die Tatsache, daß solche Krankheiten meist in einem späteren Lebensalter auftreten, gestützt.

Andere Untersuchungen weisen darauf hin, daß die Begleiterscheinungen des modernen Lebens, wie »verfeinerte« Ernährung, industrielle Giftstoffe und Streß, ihre Ursachen sein könnten. Falls unsere Vermutung richtig ist und Melatonin den Alterungsprozeß tatsächlich steuert, müssen wir noch einen weiteren »Übeltäter« auf der Liste anführen, nämlich eine Lebensweise, die immer weniger gemäß dem natürlichen Tag-Nacht-Rhythmus verläuft.

Wecker, Glühbirnen, Schichtarbeit und ein Fernsehprogramm rund um die Uhr sind Symptome unserer »24-Stunden-Gesellschaft«.

Nachdem die Aufmerksamkeit auf die Verbindung zwischen Zirbeldrüse, Melatonin und Alterungsprozeß gelenkt wurde, untersuchen Wissenschaftler jetzt, ob Störungen im Ablauf der biologischen Uhr des menschlichen Körpers eine Rolle bei der Entstehung von Zivilisationskrankheiten spielen. Es ist noch zu früh, um Behauptungen darüber aufstellen zu können. Da die zentrale Rolle des Melatonins darin besteht, den Körper vor Zellschädigung zu schützen, ist die Wahrscheinlichkeit groß, daß wir durch Störungen in unserem natürlichen Lebensrhythmus anfälliger für Krankheiten werden. Das bedeutet jedoch nicht, daß wir nur durch Einhalten des natürlichen Hell-Dunkel-Rhythmus gesund bleiben. Das allein wird nicht ausreichen, die schädigenden Auswirkungen von Rauchen, fetten Speisen, Bewegungsarmut und anderen Risikofaktoren auszugleichen; doch können wir damit die positiven Folgen anderer gesundheitsfördernder Veränderungen verstärken.

In diesem Kapitel werden wir praktische Vorschläge machen, wie Sie Ihre innere Uhr mit dem natürlichen Tag-Nacht-Rhythmus in Übereinstimmung bringen können, und Ihnen helfen, Faktoren zu finden, die sich störend auf diesen Rhythmus auswirken; dann stellen wir Ihnen einfache Möglichkeiten vor, mittels derer Sie Ihren Tagesablauf und Ihre Routine melatoninfreundlicher gestalten könnten. »Last but not least« werden wir Ihnen das Rüstzeug in die Hand geben, das Ihnen dabei helfen wird, festzustellen, welchen Unterschied diese Veränderungen in Ihrem Leben bewirken.

Diese simplen Korrekturen Ihrer Alltagsroutine können sowohl einen kurz- wie auch langfristigen Gewinn bringen, indem sie Ihre Epiphyse dabei unterstützen, zur rechten

Zeit die richtigen Mengen an Melatonin zu produzieren. Wenn Sie Ihren persönlichen Lebensrhythmus mehr mit dem der Sonne in Einklang bringen, werden Sie bald merken, daß Sie ausgeruhter und wacher sind und mehr Energie haben. Da die Zirbeldrüse auch regulierend auf das Immunsystem einwirkt, werden Sie entdecken, daß Sie weniger anfällig für Erkältungen und Grippeerkrankungen sind und weniger zu depressiven Verstimmungen oder Stimmungsschwankungen neigen. Mit der Zeit werden diese und andere melatoninfördernde Strategien dazu beitragen, die Auswirkungen gesundheitlicher Störungen wie Bluthochdruck, Vergeßlichkeit, Arthritis und andere altersbedingte Veränderungen zu mildern.

Die biologische Uhr

In der Urzeit war das Leben sehr viel einfacher. Bevor es die Bequemlichkeiten der Moderne gab, mußten sich die Menschen mehr oder weniger nach dem Lauf der Sonne richten. Sie standen auf, wenn es draußen hell wurde, und arbeiteten den Großteil des Tages im Freien. Wenn die Sonne unterging, legten sie sich schlafen. Ihre Augen waren nicht für die Dunkelheit geschaffen, sie konnten dann weder jagen, noch die Äcker bebauen. Künstliches Licht wie Feuer und Laternen verbrauchten kostbares Öl; sie konnten Großfeuer entfachen und zudem wilde Tiere und andere unwillkommene Besucher anlocken. Tag für Tag folgte ihr Körper dem natürlichen Rhythmus der Sonne. An den längeren Tagen im Sommer arbeiteten sie länger als an den kürzeren Tagen im Winter, wo sie früh schlafen gingen. Die Rhythmen der Tages- und Jahreszeiten bestimmten ihr Leben. Diese Rhythmen sind heutzutage durcheinandergeraten.

An manchen Abenden gehen wir früh zu Bett, an anderen bleiben wir bis in die frühen Morgenstunden wach! Das ganze Jahr über arbeiten wir in Berufen, die sich nach der Uhrzeit und nicht nach dem Stand der Sonne richten. Falls wir länger arbeiten, geschieht das in der Regel im Winter. Wir stellen den Wecker so, daß wir noch bei Dunkelheit aufwachen. Wir eilen zur Arbeit und zur Schule, wo wir den Tag bei elektrischem Licht verbringen. Zweimal im Jahr stellen wir unsere Uhren um und erwarten, daß unser Körper sich darauf einstellt. Nicht wenige Berufe machen es erforderlich, daß man seine biologische Uhr alle paar Wochen umstellt, zum Beispiel nach jedem Schichtwechsel. Manche Menschen arbeiten nur nachts, ihre Schlaf- und Aktivitätsperioden sind zum Rhythmus der Sonne völlig konträr.

Trotz alledem versucht unsere Zirbeldrüse, den Rhythmus einzuhalten, den sie »kennt« und der in Millionen von Jahren der Evolution entstand. Fehlen aber Signale wie Dunkelheit beim Zubettgehen, Licht beim Aufstehen und regelmäßige Schlaf-wach-Rhythmen, so nimmt die Produktion von Melatonin ab.

Schritt 1: Zeichnen Sie Ihre Rhythmen auf

Um eine Vorstellung davon zu bekommen, auf welche Art und Weise Ihre körpereigene Produktion von Melatonin durch Ihre Lebensweise beeinflußt wird, können Sie Ihre Grundrhythmen aufzeichnen und sie mit den natürlichen Rhythmen von Licht und Dunkel vergleichen. Die Formulare dazu sind denen ähnlich, die bei der Untersuchung der natürlichen Rhythmen von Labortieren verwendet werden. Durch diese Rhythmen wird die Melatoninproduktion der

Zirbeldrüse direkt beeinflußt. Auf den anschließenden Seiten zeigen wir Ihnen, wie Sie Ihren persönlichen Rhythmus mit einem Idealmuster vergleichen und welche Veränderungen Sie anstreben können, um Ihren individuellen Rhythmus mit dem natürlichen Rhythmus der Tages- und Jahreszeiten in Einklang bringen zu können.

Gebrauch der Tabellen

Machen Sie von der folgenden, noch unausgefüllten Tabelle einige Kopien. Zeichnen Sie jeweils Ihre Aktivitäten für einen Zeitraum von zwei Wochen ein. Füllen Sie ein erstes Formular gleich als »Bestandsaufnahme« und Ausgangsbasis aus und ein weiteres, nachdem Sie bereits einige Veränderungen an Ihrer Lebensweise vorgenommen haben. Sie können auch für verschiedene Jahreszeiten jeweils ein Formular ausfüllen, um zu sehen, ob sich Ihr Rhythmus entsprechend der Jahreszeit oder durch andere wichtige äußere Veränderungen verschiebt. Das Ausfüllen der Tabelle ist einfach und beansprucht nur ein paar Minuten pro Tag:

1. Notieren Sie während der folgenden zwei Wochen die Uhrzeit Ihres Zubettgehens und Aufstehens. Schreiben Sie die tatsächliche Zeit auf, zum Beispiel falls Sie verschlafen, nicht die Zeit des Weckerklingelns, sondern des eigentlichen Aufstehens.
2. Tragen Sie für jede Stunde des Tages ein, ob Sie Tageslicht ausgesetzt waren, sowie den Zeitpunkt, an dem Sie zum ersten Mal Tageslicht erblicken (z.B. wenn Sie die Fensterläden öffnen, die Zeitung holen oder morgens das Haus verlassen). Elektrisches Licht zählt nicht. Sollten Sie den ganzen Tag bei künstlichem Licht arbeiten,

müssen Sie die Zeit als Dunkelheit zählen. Jegliches Tageslicht, ob die Sonne scheint oder nicht, zählt. Sollten Sie bei der Arbeit am Fenster sitzen, können Sie dies als Tageslicht eintragen.

3. (Fakultativ) Um Ihre Lebensweise mit den natürlichen Tag-Nacht-Rhythmen vergleichen zu können, wäre es nützlich, die Zeiten des Sonnenaufgangs bzw. -untergangs aufzuschreiben. Diese Zeiten können Sie in Ihrer Zeitung finden. Notieren Sie die Tag- und Nachtperioden unten an der Tabelle. (Sie können pro Tabelle für jeden Tag die gleichen Zeiten eintragen, da sie sich innerhalb von vierzehn Tagen nur um wenige Minuten ändern.)

4. (Fakultativ) Wenn Sie Ihre Aufzeichnungen führen wollen, können Sie Ihre Aktivitäten auch zu verschiedenen Zeiten eines Tages eintragen und jede vergangene Stunde mit hoch, mittel oder niedrig bewerten.

Tabelle für die Bestandsaufnahme Ihrer Aktivitäten

Intensität																								
hoch mittel gering																								
Sonnenaufgang/ -untergang																								
Aufgang Untergang																								
Licht-/ Dunkeleinwirkung																								
hell dunkel																								
Wach/Schlafend																								
wach schlafend																								
	0	1	2	3	4	5	6	7	8	9	10	11	12	13	14	15	16	17	18	19	20	21	22	23

Tag: _____

Beispiel einer ausgefüllten Tabelle

Intensität	
hoch mittel gering	
Sonnenaufgang/ -untergang	
Aufgang Untergang	
Licht-/ Dunkeleinwirkung	
Licht Dunkel	
Wach/Schlafend	
wach schlafend	
	0 1 2 3 4 5 6 7 8 9 10 11 12 13 14 15 16 17 18 19 20 21 22 23

Tag: _____

Auswertung Ihrer Tabelle

Aus dem Muster Ihrer Tabelle können Sie Rückschlüsse auf Ihre individuellen Körperrhythmen ziehen. Suchen Sie sich aus den folgenden Tabellen die aus, die Ihnen am meisten entspricht.

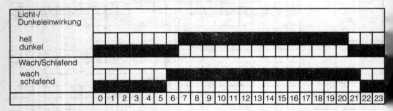

Ideales Aktivitätsmuster

Tag: _____

Ideal. Dieses Muster läßt darauf schließen, daß Ihr Körperrhythmus mit dem Tag-Nacht-Rhythmus im Einklang ist. Der Schlaf setzt kurz nach dem Dunkelwerden ein, Ihre Aktivität kurz nach Tagesanbruch. Das bedeutet, daß Ihr Körper die Möglichkeit hat, während einer langen Dunkelperiode große Melatoninmengen zu produzieren. Durch diesen Rhythmus entsteht ein großer Unterschied zwischen dem Melatoninspiegel bei Tag (niedrig) und bei Nacht (hoch), was Ihrem Körper dazu verhilft, im Gleichklang zu bleiben.

Die Anzahl der Stunden, die Sie schlafend verbringen, ist nicht so entscheidend wie der Zeitpunkt, zu dem Sie schlafen. Die Menschen brauchen unterschiedlich viel Schlaf, um sich erholt zu fühlen; manche kommen gut mit vier, fünf Stunden Schlaf aus, andere benötigen zehn oder mehr Stunden. Die meisten Menschen liegen irgendwo dazwischen. Wichtig ist, daß dieser Schlaf synchron zum Tag-Nacht-Rhythmus der Natur verläuft.

Verschobene Aktivitätsphasen

Tag: _____

Verschobene Phasen. Sollte Ihr Muster diesem ähnlich sehen, leiden Sie an einer biologischen Entsprechung des Jet-lag (der Auswirkung von Zeitverschiebungen nach einer Interkontinentalreise).

Ihre Schlaf-wach-Rhythmen verlaufen nicht mehr gemäß den sichtbaren Zeichen von Hell und Dunkel (dem natürlichen Hell-Dunkel-Rhythmus).

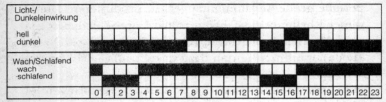

Tag: _____

Tag: _____

Tag: _____

Unregelmäßige Phasen. In diesen Beispielen sind die Perioden von Schlaf und Lichteinwirkung von Tag zu Tag unterschiedlich und zeigen kein kontinuierliches Muster. Die

Schlafzeiten verlaufen nicht im Gleichklang mit der Dunkelheit. (Dazu kommt, daß die Test-Person wahrscheinlich an Lichtmangel leidet.) Zeigen Ihre Aufzeichnungen stark fluktuierende Muster von Schlaf- und Wachperioden, sowie unterschiedliche Zeiten der Lichteinwirkung, werden Sie sicher eine Reihe von verwirrenden Symptomen an sich bemerkt haben: Müdigkeit zu ungewohnten Zeiten, wiederholt auftretende Schlaflosigkeit, erhöhte Anfälligkeit für Erkältungskrankheiten und Infektionen. Diese Symptome müssen nicht unbedingt parallel zu bestimmten Aktivitäten auftreten. Müdigkeit kann beispielsweise erst drei, vier Tage nach einer kurzen Nacht auftreten, oder Sie können abends vielleicht nicht einschlafen, obwohl Sie sich müde fühlen. Solche Reaktionen treten auf, weil sich Ihre Melatoninproduktion nicht auf Ihre wechselnden Lebensgewohnheiten einstellen kann.

Natürliche Rhythmen. Falls Sie auch die Zeiten von Sonnenaufgang und -untergang notiert haben, können Sie vergleichen, wie sehr sie sich mit den Zeiten der Lichteinwirkung auf Ihren Körper decken. Idealerweise sollten sie parallel verlaufen. Weichen sie stark voneinander ab, wird es für Sie schwierig sein, Ihre biologische Uhr nach Ihrem Tagesablauf zu richten; sie wird sich immer wieder zurück zum natürlichen Tag-Nacht-Rhythmus bewegen wollen. In der Schichtarbeit kann das zum Problem werden. Wenn Sie nachts arbeiten, ist es wichtig, die sichtbaren Zeichen des Tages nicht zu übergehen, sondern zum Beispiel, nachdem Sie aufgewacht sind, einige Minuten das Tageslicht auf sich einwirken zu lassen, auch wenn es am Abend ist. Umgekehrt, wenn Sie morgens heimkommen und den Sonnenaufgang betrachten, bevor Sie sich schlafen legen, können Sie Schlafschwierigkeiten bekommen. Versuchen Sie statt dessen zu Bett zu gehen, bevor der Tag anbricht.

Schritt 2: Bestandsaufnahme

Um herauszufinden, welche spezifischen Faktoren Ihren persönlichen Biorhythmus beeinflussen und ob Ihre Lebensweise mit dem natürlichen Hell-Dunkel-Rhythmus im Einklang steht, können Sie die folgende Liste überprüfen. In der auf diese Einschätzung folgenden Diskussion werden wir ein paar Strategien anbieten, dank derer Sie Ihr Leben zu Hause und bei der Arbeit dem natürlichen Rhythmus Ihres Körpers angleichen können.

Im Einklang mit dem Biorhythmus

Bitte kreuzen Sie von den folgenden Antworten jeweils diejenige an, die Ihre Lebensweise am besten beschreibt. Im Anschluß daran können Sie Ihre Punktzahl errechnen und daraus ersehen, wie melatoninfreundlich Ihre Lebensweise ist.

Bei der Arbeit
1. Art und Weise
— A. Mein Beruf hat einen regelmäßigen Tagesablauf; ähnliche Dinge passieren jeden Tag ungefähr zur gleichen Zeit. Ich beginne täglich zur gleichen Zeit und nehme zur selben Zeit das Mittagessen ein.
— B. Zwar bringt jeder Tag wieder anderes, doch kann ich die Dinge normalerweise vorausplanen. Wenn der Ablauf meiner Arbeitswoche einmal feststeht, ändert sich normalerweise nichts mehr daran.
— C. Meine Arbeit hat keine festgelegte Routine. Wenn ich den Tag beginne, weiß ich nie, wie er ablaufen wird. Am einen Tag habe ich eine Sitzung um 8.00 Uhr, am nächsten Tag muß ich vielleicht bis 22.00 Uhr arbeiten.

2. Reisen
— A. Ich mache selten Geschäftsreisen, die über drei oder mehr Zeitzonen gehen.
— B. Ein paar Mal pro Jahr durchquere ich auf Geschäftsreisen drei oder mehr Zeitzonen.
— C. Ich mache solche Reisen mehr als einmal im Monat.

3. Schichtarbeit
— A. Normalerweise arbeite ich nur am Tag.
— B. Ich arbeite normalerweise Spätschicht (15.00–13.00 Uhr, 16.00–24.00 Uhr usw).
— C. Ich arbeite normalerweise nachts (z.B. 23.00–7.00 Uhr).
— D. Ich habe keine regelmäßige Arbeitszeit.

4. Dauer der täglichen Arbeitszeit
— A. Ich arbeite normalerweise acht Stunden oder weniger.
— B. Ich arbeite jeden Tag zehn Stunden.
— C. Ich arbeite normalerweise Schichten, die länger als zehn Stunden dauern.

5. Routine
— A. Ich habe regelmäßige Arbeitszeiten oder arbeite die gleiche Schicht mindestens sechs Monate am Stück.
— B. Ich wechsle die Schicht öfter als alle sechs Monate.
— C. Ich wechsle einmal im Monat oder öfter die Schicht.
— D. Ich habe keine festgelegten Arbeitszeiten, ich weiß nicht im voraus, ob ich am Tag, am Abend oder in der Nacht arbeiten muß.

6. Rhythmen
— A. Meine Arbeitswoche verläuft im Rhythmus der Sieben-Tage-Woche (z.B. fünf Tage Arbeit, zwei Tage frei oder vier Tage Arbeit, drei Tage frei).

— B. Meine Arbeitswoche folgt nicht dem Sieben-Tage-Rhythmus (z.B. zehn Tag Arbeit, vier Tage frei oder sechs Tage Arbeit, drei Tage frei).

7. Überstunden
— A. Normalerweise mache ich keine Überstunden.
— B. Ich mache Überstunden auf einer mehr oder weniger regelmäßigen Basis (z.B. eine Stunde mehr pro Tag oder drei Stunden samstags).
— C. Ich mache viele Überstunden, die Zeiten sind unterschiedlich, und ich erfahre oft erst in der letzten Minute, daß ich sie leisten muß.

Zu Hause
8. Routinen
— A. Meine häuslichen Routineabläufe wie Aufstehen, Essen, Zubettgehen sind regelmäßig.
— B. Bei mir passiert immer etwas Unerwartetes, was es mir unmöglich macht, regelmäßige Zeiten für Essen und Schlafen einzuhalten.

9. Veränderungen
— A. Es hat in letzter Zeit nicht viele Veränderungen in meinem Leben gegeben.
— B. Kürzlich eingetretene berufliche oder persönliche Ereignisse haben meinen Tagesablauf drastisch verändert (z.B. ein neuer Arbeitsplatz, Eheschließung, Studium, ein Kind, ein Haustier).

Schlafvorbereitungen
10. Uhrzeit
— A. Ich gehe gewöhnlich etwa um die gleiche Zeit zu Bett.
— B. Ich gehe zu ganz unterschiedlichen Zeiten schlafen.

11. Routine
— A. Ich habe beim Zubettgehen normalerweise eine bestimmte Routine (z.B. Spätnachrichten anschauen, eine halbe Stunde lesen usw).
— B. Ich habe keine bestimmte Routine.

12. Aktivitäten
— A. In der Stunde, bevor ich zu Bett gehe, lasse ich meine Aktivitäten langsam auslaufen.
— B. In der Stunde vor dem Schlafengehen bin ich normalerweise ziemlich aktiv (erledige Übriggebliebenes, mache schnell noch sauber usw.).

13. Licht
— A. Ich schlafe üblicherweise in einem dunklen oder fast dunklen Raum.
— B. Normalerweise ist ein Licht an, während ich schlafe (z.B. die Schreibtischlampe oder das Fernsehgerät).
— C. Ich schlafe gewöhnlich bei Tageslicht (z.B. während des Tages ohne Verdunkelung).

Schlafmuster

14. Ausschlafen
— A. An meinen freien Tagen stehe ich normalerweise zur selben Zeit auf wie an meinen Arbeitstagen.
— B. An meinen freien Tagen schlafe ich aus.

15. Quantität
— A. Ich bekomme genügend Schlaf.
— B. Ich schlafe nicht genug.
— C. Ich schlafe zuviel.

16. Art und Weise
— A. Ich habe einen gesunden Schlaf, ich schlafe gleich ein und wache erholt auf.
— B. Ich habe Einschlafschwierigkeiten, aber wenn ich einmal schlafe, schlafe ich gut.
— C. Ich schlafe meist unruhig und selten einmal richtig gut.
— D. Ich bin oft nachts wach und tagsüber müde.

17. Nickerchen
— A. Ich halte kaum oder nie ein Schläfchen zwischendurch.
— B. Ich mache oft tagsüber ein Nickerchen und wache hinterher erfrischt auf.
— C. Ich mache oft tagsüber ein Nickerchen und wache danach schlapp und desorientiert auf.

18. Herausbildung des Schlafmusters
— A. Mein Schlafmuster hat sich im Lauf meines Lebens kaum geändert.
— B. Mein Schlafmuster hat sich in den letzten zwei Jahren geändert, ich schlafe tiefer/oberflächlicher als vorher.

19. Jahreszeiten
Ich schlafe normalerweise besser im
— A. Frühjahr
— B. Sommer
— C. Herbst
— D. Winter

Stimmung und Wachsein
20. Allgemein
— A. Wenn ich wach bin, fühle ich mich gewöhnlich ausgeruht und munter.
— B. Wenn ich wach bin, fühle ich mich eher müde und schläfrig.

21. Jahreszeitlich bedingte Unterschiede
Normalerweise bin ich am muntersten und produktivsten im
— A. Frühjahr
— B. Sommer
— C. Herbst
— D. Winter

Tageszeit
— A. Ich bin Frühaufsteher/-in.
— B. Ich bin ein Nachtmensch.

23. Hell/Dunkel
— A. Meine Stimmung ist unabhängig von der Helligkeit/Trübheit des Tages.
— B. Meine Stimmung ist abhängig von der Lichtintensität.
— C. Wolkige Tage machen mich gereizt und depressiv.

24. Zeitverschiebung
— A. Ich erhole mich normalerweise schnell von Zeitverschiebungen, Zeitumstellungen, Schichtwechsel usw.
— B. Ich habe große Schwierigkeiten, mich diesen Veränderungen anzupassen

Sonnenlicht
25. Muster der Lichteinwirkung
— A. Ich verbringe den Großteil des Tages im Freien
— B. Ich arbeite zwar innen, aber neben einem Fenster, oder verbringe viel Zeit im Auto.
— C. Zu manchen Jahreszeiten verbringe ich viel Zeit im Freien, zu anderen arbeite ich in Gebäuden
— D. Ich verbringe das ganze Jahr in Gebäuden bei künstlichem Licht.

Freizeit und körperliche Betätigung

26. Aktivitätsmuster
— A. Ich liege normalerweise um 23.00 Uhr im Bett.
— B. Ich verbringe im allgemeinen ruhige Abende zu Hause, schaue aber gerne eine Spätsendung im Fernsehen an.
— C. Ich gehe höchstens einmal in der Woche abends aus.
— D. Ich gehe jeden Abend aus und komme erst spät nach Hause.

27. Körperliche Betätigung
— A. Ich treibe normalerweise das ganze Jahr über im Freien Sport.
— B. Ich treibe sowohl in der Halle als auch im Freien Sport.
— C. Wenn das Wetter warm ist, treibe ich im Freien Sport, ist es kalt in der Halle.
— D. Ich treibe das ganze Jahr entweder in der Halle oder zu Hause Sport, im Freien nur sehr selten.

28. Freizeit
— A. Die meisten meiner Freizeitaktivitäten finden draußen statt.
— B. Ich verbringe zu jeder Jahreszeit etwa den gleichen Anteil meiner Freizeit drinnen wie draußen.
— C. Zu bestimmten Jahreszeiten verbringe ich meine Freizeit hauptsächlich draußen.
— D. Fast alle meine Freizeitaktivitäten finden in Räumen statt.

Wertung: Geben Sie sich nun für jede der Fragen die entsprechende Punktzahl, addieren Sie Ihre Gesamtpunktzahl, und vergleichen Sie Ihr Ergebnis mit der folgenden Ausdeutung.

1. Art und Weise
A = 4
B = 2
C = 0

2. Reisen
A = 4
B = 2
C = 0

3. Schichtarbeit
A = 4
B = 3
C = 2
D = 0

4. Schichtdauer
A = 4
B = 2
C = 0

5. Routine
A = 4
B = 2
C = 0
D = 0

6. Rhythmen
A = 4
B = 1

7. Überstunden
A = 4
B = 3
C = 1

8. Routine
A = 4
B = 0

9. Veränderungen
A = 4
B = 0

10. Uhrzeit
A = 4
B = 0

11. Routine
A = 4
B = 2

12. Aktivitäten
A = 4
B = 2

13. Licht
A = 4
B = 2
C = 0

14. Ausschlafen
A = 4
B = 0

15. Quantität
A = 4
B = 0
C = 0

16. Art und Weise
A = 4
B = 3
C = 2
D = 0

17. Nickerchen
A = 4
B = 2
C = 0

18. Schlafmuster
A = 4
B = 1

19. Jahreszeiten	20. Allgemein	21. Jahreszeitlich bedingte Unterschiede
A = 2	A = 4	A = 2
B = 0	B = 0	B = 4
C = 2		C = 2
D = 4		D = 2

22. Tageszeit	23. Hell/Dunkel	24. Zeitverschiebung
A = 4	A = 4	A = 4
B = 0	B = 0	B = 0
	C = 0	

25. Muster der Lichteinwirkung	26. Aktivitätsmuster	27. Körperliche Betätigung
A = 4	A = 4	A = 4
B = 3	B = 3	B = 2
C = 2	C = 2	C = 1
D = 0	D = 1	D = 0

28. Freizeit
A = 4
B = 2
C = 1
D = 0

Welche Bedeutung hat die Bewertung? Ihre Gesamtpunktzahl kann Ihnen einen Anhaltspunkt dafür geben, inwieweit Ihre gegenwärtige Lebensweise die Melatoninproduktion Ihres Körpers begünstigt.

Hohe Punktzahlen zeigen, daß Sie genügend Gelegenheit haben, der Zirbeldrüse ausreichend Tageslicht zur Melatoninbildung zur Verfügung zu stellen, und daß ihr Leben in gut eingespielten Verhaltensmustern verläuft. Sowohl die

Einwirkung von Tageslicht als auch regelmäßige Tagesabläufe sind wichtig, um Ihre Zirbeldrüse produktionsfähig zu halten. Zwar wird der Grundrhythmus der Epiphysenfunktion durch den Hell-Dunkel-Rhythmus bestimmt, doch zeigt die Forschung, daß unser Körper auch andere Hilfsmittel einsetzt, um im Gleichgewicht zu bleiben, angefangen von der Routine beim Schlafengehen bis zur morgendlichen Dusche.

Neben der Gesamtpunktzahl sollten Sie sich auch Ihre einzelnen Antworten ansehen. Jede Antwort, bei der Sie drei oder vier Punkte bekommen haben, zeigt ein günstiges Verhältnis zwischen Ihrem Lebensrhythmus und dem Rhythmus der Natur an. Bewertungen von 0 – 2 Punkten weisen auf ein potentielles Problem hin.

40 Punkte oder weniger: Ihre Lebensgewohnheiten sind eher wechselhaft, und Sie bekommen nicht genügend Tageslicht. Ihre körpereigene Melatoninproduktion ist oft nicht im Gleichgewicht mit Ihrem Tagesprogramm, deshalb neigen Sie zu Müdigkeit, Krankheit und Stimmungsschwankungen. Lesen Sie im kommenden Abschnitt nach, wie Sie Ihre Lebensweise melatoninfreundlicher gestalten können.

41 – 79 Punkte: Ihr Lebensstil steht zum Teil ganz gut mit dem Hell-Dunkel-Rhythmus im Einklang, doch gibt es Möglichkeiten, ihn noch zu verbessern. Auch Sie werden von den folgenden Vorschlägen profitieren können.

80 und mehr Punkte: Herzlichen Glückwunsch! Sei es durch Zufall oder durch gezieltes Verhalten. Ihr Leben verläuft völlig im Einklang mit den natürlichen Rhythmen von Hell und Dunkel.

Strategien einer auf die Sonne ausgerichteten Lebensweise

Mit allen bisher gesammelten Informationen können Sie nun jeden einzelnen Teil Ihrer Bestandsaufnahme betrachten. In diesem Abschnitt möchten wir Ihnen einige Strategien und Vorschläge anbieten, die Ihnen dabei behilflich sein können, gemäß Ihrer inneren Uhr zu leben und die optimale Menge an Melatonin zu produzieren.

Ihr Ziel ist zwar in der Theorie einfach, im praktischen Leben kann es jedoch kompliziert werden, soviel als möglich mit den natürlichen Rhythmen von Hell und Dunkel zu leben, wie es einst unsere Vorfahren taten. Eine Faustregel lautet: Lebe im Hellen, schlafe im Dunkeln. Idealerweise sollten wir täglich so bald wie möglich nach dem Aufstehen etwas Tageslicht auf uns einwirken lassen und bei Einbruch der Dunkelheit, wenn unser Körper mit der abendlichen Melatoninproduktion beginnt, schlafen gehen.

Was bewirkt künstliches Licht? Künstliches Licht hat nicht die gleiche Intensität wie Tageslicht, unser Körper läßt sich davon nicht überlisten. Das Licht in Ihrem Büro oder daheim mag Ihnen vielleicht hell erscheinen, es ist aber weit weniger intensiv als das Tageslicht an einem trüben Wintertag. Ein spezielles hochintensives Licht wird in besonderen reflektierenden Kabinen dazu verwendet, depressive Verstimmungen zu behandeln. Dieses Licht ist in seiner Wirkung dem Tageslicht ähnlich. Wenn Sie jedoch nicht sehr viel Geld für eine solche Lichtquelle investieren wollen, bleibt Ihnen nichts anderes übrig, als sich auf die Sonne zu verlassen.

Was ist, wenn der Himmel bewölkt ist? Die meisten bewölkten Tage sind dennoch hell genug, um Ihren Körper im Einklang mit Ihrer inneren Uhr zu halten. Ein einzelner Tag würde auch gar nicht ausreichen, um Ihren Biorhythmus zu stören, wenngleich Sie sich an einem richtig trüben Tag durchaus müder als sonst fühlen können. Menschen, die an einer jahreszeitlich bedingten affektiven Erkrankung leiden, bemerken nach einer Reihe von trüben Tagen oft eine Verschlechterung Ihrer Symptome. Für die meisten Menschen sind eher die langfristigen Tendenzen ausschlaggebend, ihre innere Uhr läuft im natürlichen Rhythmus weiter, besonders wenn sich andere Programme nicht geändert haben.

Am Arbeitsplatz

Art der Arbeit. Die Art Ihrer Arbeit hat einen großen Einfluß darauf, ob Ihr Körper seinen natürlichen Rhythmus aufrechterhalten kann. Es ist einfacher, wenn sich Ihre Arbeit größtenteils in vorhersagbaren Abläufen bewegt. Sollten Sie am Tag arbeiten und in der Nacht schlafen, ist das noch besser. Gehören zu Ihrer Arbeit jedoch viele unvorhergesehene Überstunden, kritische Situationen und zuweilen auch ein kurzfristig angesetzter Arbeitsbeginn um 6.00 Uhr morgens, besteht ein größeres Risiko, die natürliche Melatoninausschüttung Ihres Körpers zu stören. Zwar stellen lange Arbeitsstunden an sich kein Problem dar, die Unvorhersehbarkeit Ihres Tagesablaufes allerdings schon.
Meistens läßt sich an diesen Dingen nicht sehr viel ändern, und viele Berufe lassen sich nicht in eine Routine zwängen. Manche Aktivitäten können aber auch geplant beziehungsweise umgeplant werden, um die Auswirkungen eines zu unregelmäßigen Berufs zu reduzieren. Müssen Sie zum Beispiel zu einer Sitzung früh am Morgen, könnten Sie zwischen dem Ende der Sitzung und dem Beginn Ihres norma-

len Arbeitstages etwas Zeit aussparen und einmal um den Häuserblock laufen. Dieser, vielleicht nur fünf Minuten dauernde Aufenthalt im Tageslicht, unterstützt Ihre innere Uhr dabei, im Gleichklang zu bleiben.

Arbeitstempo. Versuchen Sie, einen einigermaßen regelmäßigen Arbeitsablauf einzuhalten. Es ist besser, wenn Sie jeden Tag eine Stunde länger arbeiten, anstatt einmal bis 23.00 Uhr nachts alles aufarbeiten zu müssen. Wenn es Ihrer Gewohnheit entspricht, einige Tage hintereinander bis spät in die Nacht zu arbeiten, um danach völlig erschöpft zu sein, werden Sie mit der Zeit feststellen, daß Ihr Körper nicht mehr mithält.

Natürlich ist eine gewisse Variabilität in einem Arbeitstag normal und gesund. Versuchen Sie es einzurichten, daß die Arbeitszeiten Ihrer Arbeitstage nie um mehr als 20 Prozent voneinander abweichen.

Den natürlichen Rhythmus nützen. Wenn Sie verstehen, wie Melatonin Ihre innere Uhr beeinflußt, können Sie Ihre Aktivitäten danach organisieren. Beginnt der Melatoninspiegel am Abend anzusteigen, werden Sie Müdigkeit spüren, selbst wenn Sie am Morgen ausgeschlafen haben. Nachdem Sie dies nun wissen, ist es vielleicht besser, eine sehr intensive Konzentration erfordernde Arbeit früher am Tag zu erledigen und am Abend weniger anstrengende Dinge zu tun. Zumindest brauchen Sie mehr Zeit für die Arbeit, die Sie abends erledigen.

Reisen. Wenn Ihre Geschäftsreise Sie in unterschiedliche Zeitzonen führt, setzen Sie Ihre Zirbeldrüse chronischem Streß aus. Wenn möglich, versuchen Sie Ihre Reisen zusammenzulegen. Eine vierzehntägige Reise in eine andere Zeitzone bringt Ihre innere Uhr sehr viel weniger durcheinander als sieben zweitägige Reisen. Sind Sie in verschiedenen Städten unterwegs, achten Sie darauf, möglichst viele Städte

einer Zeitzone zu besuchen, bevor Sie in die nächste Zone weiterreisen. Wenn Sie durch mehrere Zeitzonen reisen müssen, nehmen Sie für diese Zeit ein Melatoninpräparat mit, um die Auswirkung der Zeitverschiebungen möglichst gering zu halten (siehe Seite 200).
Schichtarbeit. Einer der größten Streßfaktoren für Ihre innere Uhr ist die Schichtarbeit, besonders wenn Sie Doppelschichten, unregelmäßige Schichten oder mit einer kurzen Schichtrotation arbeiten. Schichtarbeit hält Ihren Körper fast ständig in einem Zustand der Zeitverschiebung, bei der Ihre biologische Uhr nicht mehr nachkommt. Natürlich können Sie in der Regel nicht viel tun, um die Organisation Ihrer Schichtzeiten zu ändern, doch gibt es einige Strategien, um die Auswirkungen zu mildern.
Als erstes sollten Sie Ihren Arbeitgeber darum bitten, eine längere Schichtrotation einzuführen. Wenn Sie die Schicht einmal pro Quartal anstatt einmal pro Monat wechseln, muß sich Ihr Körper nur ein drittel Mal so oft umstellen, und Sie werden noch immer die gleiche Anzahl von Tagen, Abenden oder Nächten im Verlauf eines Jahres arbeiten.
Versuchen Sie, Ihre innere Uhr in Übereinstimmung mit Ihrer »Arbeitsuhr« zu halten. Wenn Sie Nachtschicht haben, aber sich an Ihren freien Tagen auf »Tagschicht« umstellen, geben Sie Ihrem Biorhythmus keine Chance, ins Gleichgewicht zu kommen. Zugegebenermaßen ist es schwierig, Ihre freien Tage während des »Nachtschichtlebens« optimal zu nutzen, offene Geschäfte oder Banken zu finden oder an Familienaktivitäten teilzunehmen; es kann aber möglich sein, beides zu tun. Versuchen Sie beispielsweise, Aktivitäten auf den Nachmittag Ihrer freien Tage zu legen und morgens länger zu schlafen. Wenn Ihre Schichten unregelmäßig sind oder sich unvorhergesehene Ände-

rungen ergeben, ist es wahrscheinlich besser, Ihre innere Uhr auf den »Tag« einzustellen, also etwas Sonne am Morgen zu bekommen und etwas Schlaf bei Nacht.

Eine grundlegendere Art, mit wechselnden Schichten umzugehen, kann darin bestehen, die gleiche Schicht zu arbeiten. Manche Krankenhäuser zahlen Krankenschwestern und Pflegern einen Ausgleich dafür, daß sie permanent Nachtschicht arbeiten. Zwar ist diese Möglichkeit nicht jedes Menschen Sache, doch vom Gesichtspunkt der inneren Uhr aus gesehen ist es sehr viel einfacher, sich an eine permanente Nachtschicht zu gewöhnen, als sich auf häufige Schichtwechsel einzustellen.

Wenn Sie Nachtschichten arbeiten, sollten Sie die Sonne nutzen. Indem Sie gezielt Tageslicht auf sich einwirken lassen, können Sie Ihrer Zirbeldrüse bis zu einem gewissen Grad den normalen Hell-Dunkel-Rhythmus vortäuschen und sie dazu bringen, normal zu arbeiten. Es gilt die Regel, daß Dunkelheit schläfrig und Licht wach macht. Versuchen Sie also – unabhängig von Ihrem Tagesablauf – nicht, sich vor dem Schlafengehen zuviel Licht auszusetzen, sondern suchen Sie die Sonne nach dem Aufwachen.

Wenn Sie sich in der Zeit zwischen Arbeitsende und Zubettgehen zuviel Sonnenlicht aussetzen, wird dies Ihren Körper dazu veranlassen, mit der Melatoninproduktion aufzuhören; Sie werden ruhelos und können nicht einschlafen. Schlafen Sie in einem dunklen Raum, und gehen Sie nach dem Aufwachen so bald Sie können in die Sonne! Die Zirbeldrüse wird »denken«, es sei früher Morgen, und ihre Melatoninproduktion einstellen. Sie werden sich ausgeruhter fühlen, wenn Sie Ihren Wecker eine Stunde früher stellen, um noch vor Sonnenuntergang aufzuwachen, anstatt länger zu schlafen und bei Dunkelheit aufzuwachen. (Ähnlich wie bei Reisen durch verschiedene Zeitzonen kann

eine ergänzende Einnahme eines Melatoninpräparats die Umstellung erleichtern; siehe Kapitel 15.)
Wochenrhythmus. Manche Menschen arbeiten Rotationsschichten, die sich vom normalen Sieben-Tage-Rhythmus unterscheiden. Zwar ist gegen eine Sieben-Tage-Woche an sich nichts einzuwenden, doch kann diese Art von turnusmäßigem Wechsel zusätzlichen Streß durch Konflikte zwischen familiären und beruflichen Verpflichtungen auslösen. Änderungen im Arbeitsalltag bringen Ihre innere Uhr aus dem Gleichgewicht.

Familiärer Bereich

Routine und Veränderungen. Regelmäßige Abläufe und Routine tragen dazu bei, unsere innere Uhr im Gleichgewicht zu halten und Müdigkeit und Desorientierung zu vermeiden, die dann auftreten, wenn unsere Aktivitäten nicht mit unserer Melatoninproduktion im Einklang stehen. Unregelmäßige Tagesabläufe können ähnliche Symptome wie bei Reisen durch verschiedene Zeitzonen verursachen, und dies aus denselben Gründen; wir sind aktiv zu Zeiten, in denen unser Körper auf Schlaf eingestellt ist, und versuchen zu schlafen, wenn unser Körper eigentlich in der Wachphase wäre. Das neugeborene Kind oder ein neuerworbener junger Hund, Veränderungen in unserer Wohnumgebung oder der Umzug in eine lautere Wohngegend bringen unseren Biorhythmus durcheinander.
Eine bestimmte Anzahl an Veränderungen sind natürlich normal und nicht schädlich. Prüfen Sie, ob Sie Ihrem Körper zuviel Neues auf einmal zugemutet haben, und suchen Sie nach Wegen, dies zu verändern. Sollten Sie gerade in ein neues Haus gezogen sein, so warten Sie ein paar Monate ab,

ehe Sie sich den heißersehnten jungen Hund kaufen, und nehmen Sie den Spätfilm auf Video auf, um ihn am folgenden Abend anzusehen.

Schlafenszeit

Es sieht so aus, als ob unsere Mütter doch recht hatten, als sie behaupteten, es sei wichtig, eine regelmäßige Schlafenszeit einzuhalten. Zwar muß man nicht unbedingt früh zu Bett gehen, aber zu regelmäßigen Zeiten. Falls Sie ein Typ sind, der in einer Nacht bis in die frühen Morgenstunden aufbleibt und am nächsten Abend gleich nach dem Abendessen zu Bett geht, ist es für Ihre innere Uhr schwer, im Takt zu bleiben. Die Auswirkungen stellen sich vielleicht nicht sofort ein, aber vielleicht ein paar Nächte später, wenn Sie mitten in der Nacht wegen Schlaflosigkeit in Ihrer Wohnung auf- und abgehen oder am Schreibtisch noch vor dem Mittagessen ein Nickerchen machen.
Die Mütter hatten auch recht, wenn sie Rituale für das Zubettgehen forderten, denn sie unterstützen unseren Schlaf. Zwar sind Licht und Dunkel die wichtigsten Zeitmesser, doch hat die Wissenschaft festgestellt, daß der Körper auch andere Mittel anwendet, um im Gleichklang zu bleiben. Wir verbinden bestimmte Rituale und bestimmte Verhaltensweisen mit Wach- bzw. Schlafperioden, und diese Rituale können dazu beitragen, die biologische Uhr im Takt zu halten und die Melatoninproduktion zu regulieren (selbst wenn sichtbare Anhaltspunkte fehlen oder etwas vortäuschen, beispielsweise wenn jemand ans Haus gebunden ist oder der Himmel tagelang bedeckt ist). Wenn Sie also solche Rituale ausführen, die Ihren Schlaf unterstützen, wie alle Türen abschließen, ein Glas Milch trinken, die

Kissen aufschütteln, verhalten Sie sich klug, nicht dumm. (Nebenbei bemerkt hilft das Glas Milch auf doppelte Weise: Es enthält Tryptophan, einen der Bausteine für Serotonin und Melatonin.)

Ihre Aktivitätsintensität vor dem Schlafengehen kann Ihnen einen Anhaltspunkt für den Biorhythmus Ihres Körpers und indirekt auch für die Melatoninproduktion geben. Wenn es Schlafenszeit wird und Ihr Körper beginnt, Melatonin zu produzieren, werden Sie normalerweise schläfrig und weniger aktiv. Wenn Sie beim Zubettgehen noch immer hellwach sind, kann dies ein Zeichen sein, daß Ihre Melatoninproduktion nicht mit Ihrem Tagesablauf im Einklang ist. (Fühlen Sie sich während des Tages oft müde, kann dies ein Zeichen sein, daß Ihr Schlafrhythmus nicht konform mit Ihrem Melatoninrhythmus verläuft.)

Eine ganze Reihe von anderen Faktoren kann die Wirkung des Melatonins überdecken oder aufheben, zum Beispiel wenn Sie am Abend Kaffee oder Alkohol trinken, ängstlich oder spannungsgeladen sind. Fühlen Sie sich nicht müde, wenn Sie es eigentlich sein sollten und auch kein offensichtlicher Grund dafür vorhanden ist, dann schauen Sie sich Ihren Tagesablauf und sein Verhältnis zu hell und dunkel genauer an.

Bei Licht schlafen. Neueste Forschungen zeigen, daß Sie das Tageslicht oder ein sehr starkes künstliches Licht brauchen, um Ihre Zirbeldrüse zu beeinflussen; normales elektrisches Licht scheint keine Wirkung darauf zu haben. Es gibt also bis heute keinen Hinweis, daß das Schlafen bei Licht die normale Aktivität der Zirbeldrüse in irgendeiner Weise beeinflußt.

Wir wissen jedoch ebenfalls, daß die Zirbeldrüse durch eine Anzahl von Einwirkungen auf eine subtilere Weise beeinflußt werden kann. Zum Beispiel wirken sich niederfrequente elektromagnetische Felder auch ohne jegliches Licht auf die Zirbeldrüse aus. Deshalb werden Wissenschaftler eines Tages vielleicht herausfinden, daß das Schlafen bei künstlichem Licht subtile und/oder langfristige Auswirkungen auf die Zirbeldrüse oder den Biorhythmus hat. Sollten Sie normalerweise bei elektrischem Licht schlafen, so versuchen Sie eine Woche lang bei völliger Dunkelheit zu schlafen, und prüfen Sie dann, ob sich Ihr Schlaf beziehungsweise Ihr Wachsein während des Tages verbessert hat.

Wenn Sie abends oder nachts arbeiten und deshalb tagsüber schlafen müssen, achten Sie darauf, daß die Rolläden und Vorhänge geschlossen sind und so wenig Tageslicht wie möglich in den Raum dringt.

Schlafmuster

Ausschlafen. Für Menschen, die in Schichten arbeiten (und auch für alle anderen), könnte es Zeit sein, die alte Tradition des »Ausschlafens« an freien Tagen neu zu überdenken. Die Auswirkungen des »Ausschlafens« wurden zwar wissenschaftlich noch nicht erforscht, doch scheint es einleuchtend, daß wir, wenn wir länger als zwei Stunden über unsere normale Zeit hinausschlafen, die Versuche unseres Körpers, regelmäßige Lebensrhythmen einzuhalten, sabotieren. Es ist gut möglich, daß das »Ausschlafen« an Wochenenden zu der allgemein verbreiteten Lethargie am Montagmorgen führt. Vielleicht ist dies kein Tief angesichts der Aussicht auf die neue Arbeitswoche, sondern vielmehr eine physische Reaktion, die durch die verzögerte Melatoninproduktion entstanden ist. Anstatt bis in den Morgen hineinzuschlafen, sollten Sie versuchen, auch am Wochenende etwa zur selben Zeit wie wochentags aufzustehen. Sie werden merken, daß Sie sich sowohl am Wochenende als auch an den Wochentagen ausgeruhter fühlen werden.

Schlafdauer. Der alte Mythos, man brauche acht Stunden Schlaf, ist eben nur ein Mythos. (Manche behaupten, daß er aus der alten Römerzeit stammt, die mit ihrer Ordnungsliebe den Tag in drei gleiche Teile einteilten, von denen einer für den Schlaf bestimmt war.) Viele Menschen kommen gut mit fünf oder weniger Stunden Schlaf zurecht, andere brauchen zehn oder zwölf. Probleme treten auf, wenn wir weniger Schlaf bekommen, als wir benötigen, oder mehr schlafen, als wir brauchen. Die Schlafdauer, die Sie sich zubilligen sollten, entspricht derjenigen, die Sie brauchen, um am Tag ausgeruht und wach zu sein.

Wenn Sie zuviel schlafen oder Ihr Schlaf unregelmäßig ist (z.B. wenn Sie sich bei Nacht von einer Seite zur anderen wälzen und bei Tag immer wieder einschlafen), ist das oft ein Zeichen einer depressiven Verstimmung oder eines anderen Problems.

Darüber hinaus wirken viele Medikamente und andere chemische Substanzen (einschließlich jener, die Sie müde machen, wie z.B. Alkohol, Valium oder Marijuana) störend auf das normale Schlafverhalten. Selbst wenn Sie mehr schlafen, sind Sie weniger ausgeruht. Falls Sie zu den Menschen gehören, die zwar viel schlafen, sich aber trotzdem nicht ausgeruht fühlen, sollten Sie Ihren Arzt aufsuchen, um sicherzugehen, daß sich kein medizinisches Problem dahinter verbirgt.

Leiden Sie an Schlafmangel, so leiden Sie wahrscheinlich ebenfalls an Melatoninmangel. Nicht nur fühlen Sie sich tagsüber müde und schlapp, Sie sind auch anfälliger für Erkältungskrankheiten, Grippe und andere Infektionen und neigen dazu, auch andere gesundheitliche Störungen zu entwickeln.

Mit zunehmendem Alter wird es oft schwieriger, einen normalen Schlaf-wach-Rhythmus beizubehalten. Dies scheint eine direkte Auswirkung der verminderten Melatoninproduktion im Alter zu sein. Oft wird gesagt, daß alte Menschen weniger Schlaf brauchen. Das stimmt so nicht. Sie schlafen zwar weniger, brauchen aber trotzdem dieselbe Schlafquantität, deshalb halten sie öfter ein Nickerchen im Laufe des Tages. Sollte Ihr Schlafverhalten sich mit zunehmendem Alter geändert haben, könnte es gut sein, zusätzlich Melatoninpräparate einzunehmen (siehe Kapitel 15). Dieses zusätzlich eingenommene Melatonin läßt Ihren nächtlichen Melatoninspiegel wieder so hoch ansteigen wie zu Ihrer Jugendzeit und wird Sie »wie ein Baby« schlafen lassen.
Nickerchen. Nickerchen sind oft (jedoch nicht immer) ein Zeichen dafür, daß etwas mit Ihnen nicht in Ordnung ist, besonders wenn es keine offensichtliche Ursache dafür gibt (wie z.B. ein Schichtwechsel). Sobald Sie Ihr Schlafverhalten gebessert haben, sollte das Verlangen nach einem Nickerchen abnehmen.
Veränderungen im Schlafverhalten. Ein frühes Warnsignal für eine reduzierte Melatoninausschüttung ist eine grundlose Veränderung eines schon lange bestehenden Schlafmusters. Es gibt viele mögliche Ursachen, die für Schlafstörungen verantwortlich sein können, und sie sind nicht immer einleuchtend. Durch einen neuen Arbeitsplatz zum Beispiel verändert sich der gewohnte Rhythmus; Ihr Körper muß sich erst an den neuen Ablauf gewöhnen. Sollten sich Ihre Schlafgewohnheiten drastisch verändert haben und Sie keine Ursache dafür finden, müssen Sie Ihren Arzt konsultieren, denn es könnte natürlich auch eine körperliche Ursache dafür geben, wie ein Geschwür oder eine Herzerkrankung.
Jahreszeitbedingte Veränderungen. Gewisse Veränderungen des

Schlafverhaltens zu verschiedenen Jahreszeiten sind normal und hängen von den unterschiedlichen Licht-Dunkel-Verhältnissen ab. Die meisten Menschen schlafen zur Winterzeit mehr als im Sommer. Sind die Unterschiede ungewöhnlich groß, könnte es ein Anzeichen für eine jahreszeitlich bedingte depressive Verstimmung (siehe Kapitel 16) sein, besonders wenn sie im Zusammenhang mit Stimmungsschwankungen auftritt. Alle Menschen sollten sich des Zusammenhangs von Schlaf und Jahreszeit bewußt sein und sich darauf einstellen. (Es ist eine Ironie, daß die dunklen Dezembertage, an denen wir am schläfrigsten sind, für viele Menschen mit der großen Betriebsamkeit der Weihnachtsvorbereitungen ausgefüllt sind. Das verstärkte Auftreten von psychischen Erkrankungen und Suizidfällen um die Weihnachtstage könnte mit dieser unglücklichen Kombination von dunklen Tagen und langen Arbeitsstunden zusammenhängen.)

Lichtabhängige Stimmungsschwankungen

Kennen Sie die Redensart »Beim Traurigen ist immer Nacht«? Die Ursache dafür könnte mit dem Melatoninspiegel zusammenhängen. Es gibt immer mehr Beweise dafür, daß das Melatonin starke Auswirkungen auf unsere Stimmung hat. Wie wir zuvor schon sahen, können Unregelmäßigkeiten bei der Melatoninproduktion, die durch »Ausschlafen« auftreten, ein montagmorgendliches Tief erklären. An Regentagen kann der Mangel an Sonnenlicht überdies erklären, warum unsere Laune oft so »trübe« ist wie der Tag selbst. Diese Auswirkungen sind im allgemeinen vorübergehend und harmlos; sollten Sie jedoch schwere Stimmungsschwankungen erfahren, die mit Licht- und

Dunkelverhältnissen zusammenhängen, wäre es hilfreich, wenn Ihr Arzt Sie auf eine jahreszeitlich bedingte depressive Verstimmung hin untersuchen könnte.

Wahrscheinlich ist es, was das Wach- und Konzentriertsein anbelangt, nicht so wichtig, ob Sie ein Tag- oder Nachtmensch sind. Bei einem Nachtmenschen ist die Gefahr sehr viel größer, daß der Melatoninrhythmus gestört wird, weil weniger Tageslicht auf ihn/sie einwirken kann. Wenn Ihre beste Zeit die Nacht ist, sollten Sie sich bemühen, trotzdem viel Tageslicht zu bekommen, und das möglichst morgens.

Phasenverschiebung. In der Terminologie der Zirbeldrüsenforschung gibt es eine sogenannte Phasenverschiebung, die eintritt, wenn die äußere Welt und die biologische Uhr des Körpers nicht mehr im Einklang miteinander sind. Sie können dies erfahren, wenn Sie einen Interkontinentalflug machen, bei der Arbeit die Schicht wechseln oder – weniger ausgeprägt – Ihre Uhr von der Winterzeit auf die Sommerzeit umstellen. Wenn Ihr Körper denkt, es sei Mittag, ist es auf der Welt um Sie herum 15.00, 17.00 oder 11.00 Uhr. Die Müdigkeit und Desorientierung, die Sie verspüren, tritt auf, wenn Ihr Körper seine innere Uhr umstellt, um sich an die Umgebung anzupassen.

Manche Menschen haben eine flexible innere Uhr, die sich schnell an Phasenverschiebungen anpaßt, andere brauchen eine längere Anpassungszeit. Wenn Sie zu der letzteren Gruppe gehören, sollten Sie versuchen, sich allmählich an die Phasenverschiebung zu gewöhnen. Wenn Sie zum Beispiel einen Urlaub planen, der eine dreistündige Zeitverschiebung verursachen wird, können Sie sich allmählich daran gewöhnen, indem Sie Ihre Uhr zwei Wochen zuvor um eine Stunde, eine Woche vor Abflug um zwei Stunden und einige Tage vor Abflug um drei Stunden vorstellen. Eine ähnliche Strategie können Sie für Ihren Schichtwechsel bei der Arbeit anwenden. Die Umstellung zwischen Sommer- und Winterzeit ist normalerweise nicht so gravierend, als daß sie Ihre innere Uhr für mehr als ein bis zwei Tage durcheinanderbringt; wenn sie Ihnen jedoch schwerfällt, besteht die Möglichkeit, den Wecker vier Tage vor der Umstellung um jeweils eine viertel Stunde zu verstellen.

Sonnenlicht

Falls Sie ein Leben führen, das Sie viel dem Tageslicht aussetzt – herzlichen Glückwunsch! Bauern, Briefträger, Dachdecker und Strandwächter brauchen sich um ihre biologische Uhr keine Gedanken zu machen; die Sonne kümmert sich darum.

Menschen, die viel fahren, wie Lieferanten, Lastkraftfahrer, Handlungsreisende und Menschen, die zwar im Büro, aber neben großen Fenstern arbeiten, bekommen auch eine Menge Tageslicht. Die Wissenschaft kann bis jetzt aber noch nicht belegen, ob das Licht, das durch Glasfenster und Windschutzscheiben auf die Retina fällt – und damit zur Zirbeldrüse dringt – eine Wirkung hat. Gewöhnliches Glas blockiert die Übertragung von unsichtbaren UV-Strahlen, den Teil des Sonnenlichts, der Hautverbrennungen und Hautbräune verursacht. Es ist möglich, daß diese UV-Strahlen für den Biorhythmus benötigt werden. Doch da Menschen, die viel mit dem Auto unterwegs sind, während eines Tages auch viel aus- und einsteigen, ist ihre Melatoninproduktion garantiert.

Falls Sie die meiste Zeit Ihres Arbeitstages innerhalb von Gebäuden verbringen, ist Ihr Körper wahrscheinlich einer Lichtbestrahlung ausgesetzt, die nicht gerade ideal ist. Der Mangel ist im späten Herbst und frühen Winter wahrscheinlich am größten, da die Nächte dann am längsten sind. Um einen stabilen Serotonin-Melatonin-Zyklus zu erhalten, sollten Sie sich mehr Tageslicht aussetzen, besonders wenn die Tage kurz sind. Machen Sie um die Mittagszeit einen Spaziergang, anstatt am Schreibtisch oder in der Cafeteria sitzen zu bleiben. Stellen Sie Ihren Schreibtisch, wenn möglich, neben ein Fenster. Versuchen Sie, an Wochenenden soviel Sonnenlicht wie möglich zu bekommen, besonders am Morgen. Wenn Sie flexible Arbeitszeiten haben, sollten Sie sie so organisieren, daß Sie entweder vor oder nach der Arbeit nach draußen können.

Freizeit und körperliche Betätigung

In Ihrer Freizeit haben Sie noch zusätzliche Möglichkeiten, Ihre innere Uhr mit der Sonne in Einklang zu bringen. Sie können sich ein Übungsprogramm ausdenken, das sowohl Ihre Muskeln als auch Ihre Zirbeldrüse in Form hält. Falls Sie ausschließlich in der Halle trainieren, überlegen Sie, ob sich einige Ihrer Aktivitäten nach außen verlegen lassen. (Sie könnten einen Dauerlauf durch die Nachbarschaft machen oder auf dem Platz anstatt in der Halle Tennis spielen.) Denken Sie auch an den natürlichen Aktivitätsrhythmus Ihres Körpers, wenn Sie trainieren. Da die Melatoninproduktion am Abend beginnt, werden Sie dann vielleicht weniger Energie für Ihr Trainingsprogramm haben. Falls Sie versucht haben, ein regelmäßiges Übungsprogramm einzuhalten, es aber nicht geschafft haben, sollten Sie vielleicht besser am Morgen trainieren. Außerdem können körperliche Übungen am Abend die schlaffördernde Wirkung des Melatonins stören und einen guten Schlaf verhindern.

Bei anderen Freizeitaktivitäten sollten Sie sich immer bemühen, möglichst viel im Licht zu sein. Da die Zirbeldrüsenfunktion über die Augen reguliert wird, muß nicht der ganze Körper der Sonne ausgesetzt sein. Sie brauchen nicht zum Sonnenbaden an den Strand zu gehen, sondern nur Zeit im natürlichen Tageslicht zu verbringen, selbst wenn Sie von Kopf bis Fuß in einem Skianzug stecken.
Während der Winterzeit, wenn die Tage kurz sind, ist es besonders schwierig, genügend Sonnenlicht zu bekommen, und ausgerechnet im Winter verlegen wir unsere meisten Aktivitäten von außen nach innen. Unabhängig davon, ob Sie lieber Skilanglauf machen oder Landschaften malen, ist es wichtig, daß Sie auch im Winter im Freien sind.

Einstellen der biologischen Uhr

Perioden von Licht und Dunkel bestimmen einen Rhythmus, der in unser biologisches System eingebaut ist. Unbeeinflußt dauert dieser Rhythmus etwa 25 Stunden, der Tag-Nacht-Zyklus gleicht ihn einem 24-Stunden-Rhythmus an. Niemand kann sagen, warum unsere biologische Uhr um eine Stunde länger als ein Tag ist.
Die Zirbeldrüse erhält Hilfe, um den Körperrhythmus im Gleichgewicht zu halten. Verhaltensfaktoren helfen beim Anpassen der biologischen Uhr. Dinge, die zu bestimmten Tageszeiten geschehen, wie z.B. Mahlzeiten, Schlafenszeit, Arbeitszeit und so weiter, geben dem Körper Anhaltspunkte, die ihn im Rhythmus halten. Wenngleich diese Wirkung nicht so stark ist wie der Tag-Nacht-Zyklus, unterstützt sie ihn und hilft außerdem, den individuellen Körperrhythmus auch in bestimmten Perioden (wie Regentagen) aufrechtzuhalten, während derer sich die Lichtwirkung nicht stark

genug ausgeprägt. Wissenschaftler nennen solche Anhaltspunkte »Zeitgeber«. Diese Zeitgeber helfen der biologischen Uhr dabei, nicht aus dem Gleichgewicht zu geraten.

Hell-Dunkel-Unterschiede von 3000 Lux oder mehr (das entspricht etwa dem Unterschied zwischen dem Tageslicht und einer hellen Glühbirne) sind die stärksten Zeitgeber. Sie können eine Anpassung von ungefähr vier Stunden Differenz bewerkstelligen. Anders gesagt, sie können die biologische Uhr auf einmal um etwa vier Stunden vor oder zurück stellen. Ist die Verschiebung größer, können die Hell-Dunkel-Muster den Körperrhythmus nicht mehr anpassen. Wenn Sie beispielsweise von der Ostküste zur Westküste Amerikas fliegen wollen, können Sie Tageslicht benützen, um Ihren Biorhythmus umzustellen. Wenn Sie nach Korea fliegen, funktioniert das nicht. Andere Zeitgeber sind weniger effizient.

Nach den Hell-Dunkel-Zyklen sind Verhaltensmuster die nächststärkeren Zeitgeber; sie können die innere Uhr um bis zu zwei Stunden anpassen. Wissenschaftler zeigten, daß experimentell verursachte Veränderungen von Magnetfeldstärken zu einer Anpassung von etwa einer Stunde verhelfen. Die nächstschwächeren Zeitgeber sind Hell-Dunkel-Verschiebungen mit elektrischem Licht (mit einem Unterschied von 300–1000 Lux) und Temperaturunterschiede (warm/kalt).

Ohne jegliche Zeitgeber funktioniert der natürliche Rhythmus in einem 25-Stunden-Zyklus. Wir wissen nicht, warum. In Versuchen, in denen Menschen wochen- oder monatelang ohne alle Zeitgeber lebten, standen sie jeden Tag etwa eine Stunde später auf. Nach zwei Wochen standen sie mitten in der Nacht auf und schliefen während des Tages. Nach etwa einem Monat waren sie wieder im ursprüngli-

chen Rhythmus beziehungsweise am Ausgangspunkt angelangt.
Es hat sich gezeigt, daß ähnliche Muster bei Autisten, bei Menschen, die an der Alzheimer-Krankheit leiden, bei Blinden und bei anderen Erkrankungen, die die biologische Uhr stören, auftreten. Diese Menschen leben einen 25-Stunden-Rhythmus, was zumindest teilweise die Neigung zu nächtlicher Unruhe und schweren Schlafstörungen erklärt. Auf eine ähnliche Weise fehlt Neugeborenen oft die biologische »Ausstattung«, um sich an einen 24-Stunden-Tag gewöhnen zu können. Erst nachdem ihr Nervensystem ausgereift ist, entwickeln sie eine immer größere Fähigkeit, sich an eine tägliche Routine anzupassen.
Unser Wissen über Zeitgeber kann uns einige praktische Einsichten für die Betreuung von Menschen, die eine gestörte innere Uhr haben, und für deren Pflegekräfte vermitteln. Die Gabe von Melatonin bei Alzheimer-Krankheit und Autismus wird bereits von Wissenschaftlern erforscht. Gleichzeitig sollten Pflegende und Familien die natürlichen Verstärker so viel als möglich einsetzen: genügend Tageslicht, Verhaltensmuster (beispielsweise das Mittagessen jeden Tag zur gleichen Zeit zu servieren, Rituale zur Schlafenszeit usw.) und sicherstellen, daß die betreffende Person in einem dunklen Raum schläft.
Bei frischgebackenen Eltern könnten ähnliche Maßnahmen einen guten Schlaf-wach-Rhythmus begünstigen. Wenngleich Sie einfach warten müssen, bis das Nervensystem des Babys ausreichend entwickelt ist, können Sie gleichzeitig diese »Verstärker« so früh wie möglich integrieren: täglich – besonders am Morgen – Sonnenlicht, wenn nötig im Winter durch die Fensterscheibe, konstante Verhaltensmuster (zum Beispiel jeden Abend zur selben Zeit ins gleiche Bett, in die gleiche Richtung schauend). Nach

Möglichkeit sollten Sie elektrisches Licht im Kinderzimmer bei Nacht ganz vermeiden.

Die in diesem Kapitel aufgeführten Strategien werden Ihnen helfen, Ihre individuellen Lebensrhythmen mit denen der natürlichen Umgebung in Einklang zu bringen. Im Gegensatz zu vielen anderen gesundheitsfördernden Maßnahmen sind diese Veränderungen leicht auszuführen und auch beizubehalten. Obgleich sie unbedeutend erscheinen mögen, können sie bereits heute und in der Zukunft eine große Dividende erbringen. Je mehr Sie Ihren Lebensstil in Einklang mit den natürlichen Phasen der Melatoninproduktion Ihres Körpers bringen, desto besser werden Sie nachts schlafen und desto mehr Energie tagsüber haben. Außerdem werden Sie seltener an Erkältungen und Infektionen leiden, weniger Stimmungsschwankungen haben, sich wohler und wacher fühlen und produktiver sein. Sie werden dazu beitragen, die Organe und Gewebe Ihres Körpers vor Schäden zu schützen, und sie dadurch Ihr Leben lang funktionstüchtig halten. Ein amerikanisches Sprichwort sagt: »Wer früh zu Bett geht und früh aufsteht, wird gesund, reich und weise.«

10 Eine melatoninfreundliche Ernährung

In diesem Kapitel werden wir Möglichkeiten vorstellen, mit denen Sie die Melatoninversorgung Ihres Körpers verbessern können, ohne Ihre bestehenden Eßgewohnheiten radikal ändern zu müssen. Diese Strategien erfordern kein großes Opfer; sie sollen Ihre Eßgewohnheiten in Anbetracht dessen, was wir über Melatonin und seine Entstehung wissen, leicht modifizieren und ergänzen.

Falls Sie gerade eine Diät einhalten, um abzunehmen oder Ihren Cholesterinwert zu senken oder aus anderen Gründen, können, ja sollen Sie an Ihrem Programm festhalten. Innerhalb der Richtlinien dieser Diät möchte ich Sie aber dazu anregen, das Folgende zu berücksichtigen, damit Sie Ihrem Körper eine höhere Melatoninausschüttung ermöglichen.

Erhöhen Sie Ihre Antioxydantien

Die alte Fernsehwerbung hatte recht: Ein Frühstück ohne Orangensaft ist wie ein Tag ohne Sonnenschein. Sowohl Orangensaft als auch Sonnenlicht können Ihre Fähigkeit, Freie Radikale zu bekämpfen, verbessern.

Wie wir in Kapitel 4 gesehen haben, hat Melatonin einzigartige Eigenschaften, die es zum effektivsten Freie-Radikale-Fresser überhaupt machen. Das können Sie noch unterstützen, indem Sie mit Ihrer Ernährung eine maximale Menge an zusätzlichen Freie-Radikale-Fressern aufnehmen. Diese

Substanzen sind auch als Antioxydantien bekannt (da sie die Oxydation verhindern – den chemischen Prozeß, der durch freie Radikale verursacht wird). Sie verstärken die Wirkung des Melatonins. Je mehr Freie Radikale durch sie eliminiert werden, desto mehr Melatonin bleibt übrig, um für eine andere Aufgabe innerhalb des Abwehrsystems eingesetzt zu werden.

Vitamin E

Das zweitstärkste Antioxydans, das wir kennen, ist das Vitamin E. Wissenschaftler haben festgestellt, daß Vitamin E dazu beiträgt, Schädigungen durch Freie Radikale, die bei zu starker körperlicher Betätigung entstehen, zu verhüten. Untersuchungen haben zudem ergeben, daß durch Vitamin-E-Gaben der Anteil an Prostata- und Darmkrebs abnahm. Bei männlichen Rauchern, die Vitamin E einnahmen, verzeichnete man fünf Prozent weniger Todesfälle durch Herzerkrankungen. Viele andere Studien kamen zu ähnlichen Ergebnissen und unterstrichen die bedeutenden Eigenschaften des Vitamin E als Antioxydans. Sie können Ihre Vitamin-E-Zufuhr erhöhen, indem Sie Nahrung zu sich nehmen, die viel Vitamin E enthält.

Vitamin-E-haltige Nahrungsmittel

Bohnenkerne	Rote Beete
Brauner Reis	Erdnußbutter, übrige Butter
Gemüse mit dunkel-	Kaltgepreßte Öle, die mehrfach
grünen Blättern	ungesättigte Fettsäuren enthalten
(Spinat, Kohl, Broccoli)	(Maisöl, Distelöl)
Körner	Mango

Nüsse Sonnenblumenkerne
Süßkartoffeln Weizenkeime

Vitamin C

Vitamin C ist ebenfalls ein starkes Antioxydans, das nicht nur in Orangensaft, sondern auch in anderen Zitrusfrüchten, Obst und Gemüsen vorkommt. Fünfzehn voneinander unabhängige Untersuchungen behaupten, daß eine Verbindung zwischen Vitamin C und einem verminderten Risiko besteht, an Lungen-, Kehlkopf-, Darm-, Enddarm-, Bauchspeicheldrüsen-, Gebärmutterhals- und Blasenkrebs zu erkranken. Eine Untersuchung an der Tufts-Universität in Boston zeigt auf, daß Menschen mit einer hohen Vitamin-C-Zufuhr einen niedrigeren Blutdruck haben als die Kontrollgruppe.

Unser Körper speichert weder Vitamin C, noch stellt er es her; es muß konstant zugeführt werden. Es gibt unterschiedliche Meinungen darüber, wieviel Vitamin C wir täglich benötigen. Die offiziell empfohlene tägliche Menge, die 45–60 Milligramm beträgt, wurde, lange bevor wir die Rolle des Vitamin C bei der Bekämpfung schädlicher Freier Radikale verstanden, festgesetzt. Sie wurde empfohlen, um Skorbut, einer Krankheit, die durch schweren Vitamin-C-Mangel ausgelöst wird, vorzubeugen, und nicht, um als Antioxidans Schutz gegen Freie Radikale zu geben. Eine realistischere Menge sind 2000–5000 Milligramm täglich.

Vitamin-C-haltige Nahrungsmittel
Erdbeeren Guajava
Holunderbeeren Kantalupe
Kiwi Mango

Orangen, Orangensaft,
andere Zitrusfrüchte

Papayas
Tomaten, Tomatensaft

Beta-Karotin

Auch Beta-Karotin, die Substanz, die Karotten orange und Tomaten rot färbt, ist ein kräftiges Antioxydans. Eine kanadische Studie zeigt, daß alte Menschen, die täglich Multivitamine und zusätzlich Vitamin E und Beta-Karotin einnahmen, weniger krankheitsanfällig waren. Wurden sie dennoch krank, dann wurden sie sehr viel schneller gesund als die Vergleichsgruppe, die keine Vitamine eingenommen hatte. Andere Untersuchungen erbrachten, daß Beta-Karotin das Immunsystem stimuliert, ultraviolette Strahlen daran hindert, Immunfunktionen zu zerstören, und eine potentiell schützende Wirkung gegen Lungenkrebs hat.
Beta-Karotin schützt auch gegen Herzerkrankungen. Eine Untersuchung an der Harvard-Universität zeigte, daß für Frauen, die so viel Beta-Karotin pro Tag zu sich nahmen, wie in einer Karotte enthalten ist, das Risiko, einen Herzinfarkt zu bekommen, um 22 Prozent geringer und das Risiko, einen Schlaganfall zu bekommen, sogar um 40 Prozent geringer war als bei der Kontrollgruppe. In einer anderen Studie verringerte eine Menge an Beta-Karotin, die in drei Karotten enthalten ist, das Herzinfarkt- und Schlaganfallrisiko um die Hälfte.
(In einer finnischen Untersuchung wurde jedoch vor Beta-Karotin gewarnt. In einer Gruppe von 29 000 Rauchern im mittleren Lebensalter, die täglich 20 Milligramm Beta-Karotin über fünf bis acht Jahre hinweg eingenommen hatten, sank das Risiko für Lungenkrebs nicht, es war im Gegenteil bei dieser Gruppe sogar leicht erhöht. Die Untersuchung

hatte jedoch ernstliche Mängel in der Methodologie, außerdem gibt es viele Beweise, daß Beta-Karotin gesundheitsfördernd ist. Wissenschaftler betrachten diese Ergebnisse mit Vorsicht; die Meinung ist inzwischen jedoch fast allgemein verbreitet, daß sich eine an Beta-Karotin reiche Ernährung positiv auswirkt.)

Um mehr Beta-Karotin über Ihre Ernährung aufnehmen zu können, sollten Sie Zitrusfrüchte, Gemüse wie Kantalupe, Yam, Süßkartoffeln und Karotten in Ihren Speiseplan aufnehmen. Grünblättrige Gemüse wie Spinat, Kohl und Broccoli haben ebenfalls einen hohen Beta-Karotingehalt (das grüne Chlorophyll überdeckt die orange Farbe).

Gemüse aus der Familie der Kreuzblütler, die einen hohen Gehalt an Senfölglykosiden enthalten, wie zum Beispiel Rosenkohl, Brokkoli, Kohlrabi, Blumenkohl, Kohlrüben, Gartenkresse, Rettich, Raps, Senf, Meerrettich und Rüben, enthalten viel Beta-Karotin. Diese Gemüse enthalten zusätzlich auch Indol, eine chemische Verbindung, die mit Melatonin verwandt ist und ebenfalls krebsbekämpfende Anteile hat.

Beta-Karotin-haltige Nahrungsmittel

Aprikosen	Blumenkohl	Brokkoli
Gartenkresse	Gelbe Kohlrübe	Guajava
Kantalupe	Karotten	Kohl
Kohlrabi	Kürbis	Mango
Nektarinen	Papayas	Pfirsiche
Rosenkohl	Rote Rüben	Rübsen
Senf	Spinat	Sternfrucht
Süßkartoffeln	Tangerinen	Winterkürbis
Yam		

Vitamin A

Vitamin A ist mit Beta-Karotin verwandt und trägt zur Infektabwehr bei – besonders bei Infektionen der Atemwege –, indem es die Bakterien davon abhält, sich am Epithel (Innenhaut) der Atemwege und der Lunge festzusetzen. Außerdem stimuliert es die Bildung von Lymphozyten. Man hat Vitamin-A-Mangel mit einer beschleunigten Atrophie der Thymusdrüse in Zusammenhang gebracht.

Wie bei den anderen Vitaminen ist es am besten, Vitamin A aus der Nahrung zu beziehen; es kommt hauptsächlich in Fleisch, Geflügel, Fisch, Eiern und Milchfett vor. Beta-Karotin-reiche Nahrung ist ein zusätzlicher Bonus, da der Körper es in Vitamin A umwandeln kann.

Selen

Selen ist ein weiteres wichtiges Antioxydans, das ebenfalls Anteile besitzt, die krebshemmend wirken, besonders bei Magen- und Ösophaguskrebs. Es ist jedoch Vorsicht geboten, da zu große Mengen die Immunabwehr schwächen und Haar- und Nagelausfall verursachen können. Der Körper scheint nur Spuren dieses Minerals zu benötigen, und man kann es leicht zuführen, indem man Getreide ißt. In meiner Praxis empfehle ich Patienten normalerweise, etwa 200 Mikrogramm Selen zu sich zu nehmen.

Selen-haltige Nahrungsmittel

Fisch und Meeresfrüchte	Mageres rotes Fleisch
Milchprodukte	Vollkornprodukte

Wie können wir Antioxydantien in der Nahrung erhalten?

Eine antioxydantienreiche Ernährung hängt nicht nur damit zusammen, was Sie essen, sondern auch, wie Sie die Nahrungsmittel lagern und kochen. Bestimmte Methoden der Konservierung, Lagerung und Kochweise können der Nahrung ihren natürlichen Gehalt an Antioxydantien entziehen.

Vitamin E ist ein fettlösliches Vitamin und bleibt normalerweise in Lebensmitteln konstant. Bei Früchten und Gemüsen, die Beta-Karotin enthalten, steigt der Gehalt von Beta-Karotin mit dem Grad der Reife, die an ihrer immer intensiver werdenden Rot-, Gelb- oder Orangefärbung zu erkennen ist. Allgemein gilt: Je reifer eine Frucht, desto mehr Beta-Karotin enthält sie.

Als Faustregel gilt für Vitamin C, daß Nahrungsmittel um so mehr Vitamin C enthalten, je frischer sie sind. Vitamin C wird sehr schnell abgebaut, wenn es Luft oder Hitze ausgesetzt ist. Zitrusfrüchte und -produkte und Paprika erhalten ihr Vitamin C länger als andere Früchte und Gemüse.

Tieffrieren. Der Anteil der Antioxydantien in der Nahrung wird durch das Tieffrieren nicht beeinflußt. Wird das betreffende Nahrungsmittel zuvor jedoch abgebrüht, gehen Antioxydantien verloren, besonders Vitamin C, das wasserlöslich ist.

Konservierung. Nahrungsmittel in Konserven verlieren zwischen einem und drei Vierteln ihres Vitamin-C-Gehalts, hauptsächlich durch die Hitze, die beim Verarbeitungsprozeß eingesetzt wird. Zu hohe Lagerungstemperatur kann ebenfalls sowohl den Vitamin-C-Gehalt als auch den Beta-Karotin-Gehalt reduzieren. Bei Dosentomaten bleibt im Vergleich zu anderen in Konserven verpackten Nahrungsmitteln am meisten Vitamin C erhalten.

Auftauen. Verbrauchen Sie aufgetaute Nahrungsmittel sofort. Sie verlieren während der ersten 24 Stunden einen Großteil ihrer Vitamine.
Kochen. Das Kochen zerstört einen Teil der Antioxydantien. Werden tiefgefrorene Gemüse gekocht, verlieren sie ungefähr 30 Prozent ihres Vitamin-C-Gehalts und etwa fünf Prozent ihrer Beta-Karotine.

Wieviel brauchen Sie?

Oft ist es nicht eindeutig, wie viele Antioxydantien (wie z.B. Vitamin C und Vitamin A) vom Körper benötigt werden, das heißt, wie hoch die zugeführte Idealmenge sein sollte. Viele Wissenschaftler meinen, daß die offiziell empfohlene Menge zu niedrig sei, um die volle Wirkung ausschöpfen zu können. Die Höhe dieser »empfohlenen täglichen Zufuhr« wurde vor mehreren Jahrzehnten festgelegt, um den allgemein verbreiteten Vitaminmangelerscheinungen vorzubeugen, lange bevor wir die wichtige Funktion der Antioxydantien kannten. Heute wissen wir mehr über die langfristig positiven Auswirkungen dieser Substanzen, zwischen den Wissenschaftlern gibt es jedoch noch immer keine Übereinstimmung über die angemessenen täglichen Mengen.
Als Anhaltspunkt können Sie die »empfohlene tägliche Menge« als Mindestmaß betrachten und davon ausgehen, daß höhere Dosierungen zusätzlichen Gewinn bringen. Allerdings kann es gefährlich sein, zu hohe Dosen an Vitaminen einzunehmen, wenn dies nicht von einem Ernährungsspezialisten überwacht wird. Es gibt in der Fachliteratur einige Berichte darüber, daß große Mengen von Vitamin C bei einigen Testpersonen zur Bildung von Nierensteinen führten. Ich verschreibe gewöhnlich hoch dosiertes Vit-

amin C, ohne bedeutende Nebenwirkungen feststellen zu können. Die Vitamine A, D und E werden im Fettgewebe gespeichert. Patienten sollten bei Einnahme von hohen Dosierungen unter regelmäßiger ärztlicher Überwachung stehen. Besser ist es, Antioxydantien mit der Nahrung zuzuführen und nur im Bedarfsfall mit Tabletten auszugleichen. Mit Körnern, frischen Früchten und Gemüsen kann man nichts falsch machen.

Ist die Gefahr bei Ihnen groß, daß sich Freie Radikale bilden, beispielsweise wenn Sie für ein sportliches Ereignis trainieren, starker Umweltverschmutzung ausgesetzt sind, in der Nähe von Pestiziden oder anderen toxischen Chemikalien arbeiten müssen oder wenn Sie rauchen, sollten Sie erwägen, ob Sie zusätzliche Antioxydantien einnehmen wollen.

Hier sind einige Einkaufstips:

- Beachten Sie das Verfallsdatum. Diese nahrungsergänzenden Medikamente wirken nicht mehr, wenn sie zu alt sind. Bedenken Sie auch, daß Sie die Tabletten über einige Monate hinweg einnehmen sollten.
- Vergessen Sie nicht, daß vitaminangereicherte Nahrungsmittel nichts anderes als künstlich zugeführte Vitamine sind. Vergessen Sie nicht, dies bei Ihren Berechnungen zu berücksichtigen.
- Sehen Sie Vitamintabletten als Nahrungszusatz, nicht als Ersatz an. Sie können eine schlechte Ernährung nicht ersetzen. Lesen Sie die Vorschläge zur Ernährung nochmals durch, damit Sie Ihre natürliche Zufuhr von Antioxidantien und anderen melatoninfreundlichen Substanzen erhöhen können.

Ernährung gegen Krebs

Um die krebsbekämpfenden Eigenschaften des Melatonins zu fördern, sollten Sie Nahrungsmittel in Ihren Speiseplan integrieren, die erwiesenermaßen Krebsbildung erschweren.
Die positive Wirkung von ballaststoffreicher und fettarmer Ernährung ist wohl bekannt. Das »National Cancer Institute« in den Vereinigten Staaten untersucht zur Zeit die folgenden Nahrungsmittel auf ihre Schutzwirkung gegen Krebs hin:

- Knoblauch
- Gemüse, die zur Familie der Doldenblütler gehören (z.B. Fenchel, Rüben, Petersilie, Karotten)
- Wurzelextrakt aus der Süßholzpflanze (Lakritzenwurzel)
- Sojabohnen
- Leinsamen

Andere, weniger bekannte Nahrungsmittel, die möglicherweise Krebs entgegenwirken:

- Grüner Tee, ein unbehandelter Tee, den es oft in japanischen Restaurants gibt, könnte eine Substanz enthalten, die das Wachstum von bestimmten Tumoren eindämmt. (Englischer und amerikanischer Tee werden normalerweise behandelt, die Teeblätter sehen deshalb schwarz aus.) Sowohl in China als auch in Japan wird der grüne Tee auf seine antikanzerogene Wirkung hin untersucht.
- Lebertran. Untersuchungen an der Medizinischen Fakultät der Universität von Boston weisen darauf hin, daß Lebertran dazu beitragen könnte, Darmkrebs zu verhindern.

- Gewürze. Cumin, Basilikum und Mohnsamen könnten eventuell gegen Magenkrebs schützen, darauf weisen Tierversuche hin. Zwar waren die in diesen Experimenten verwendeten Mengen höher als die, die normalerweise zum Kochen verwendet werden, aber auch kleinere Mengen bieten möglicherweise einen gewissen Schutz.

Beachten Sie außerdem folgende Tips:

- Schränken Sie Ihre Fettzufuhr ein. Experten sind sich zwar nicht darin einig, wie niedrig der Fettgehalt sein sollte; es steht jedoch fest, daß die meisten Menschen zuviel Fett zu sich nehmen. Manche Ernährungsfachleute behaupten, daß der Fettanteil in der Nahrung nicht mehr als zehn Prozent der Gesamtkalorienmenge ausmachen sollte. Eine solche Ernährung ist jedoch schwer einzuhalten. Eine entscheidende Verbesserung wäre bei den meisten Menschen, wenn der Anteil von 20 Prozent Fett in der Nahrung nicht überschritten würde.
- Essen Sie 20–35 Gramm Ballaststoffe pro Tag durch mehr Vollkornprodukte (Vollkornbrot, Vollkornmehl, etc.).
- Essen Sie weniger vorbehandelte und vorverarbeitete Nahrungsmittel (wie z.B. geräucherte, eingelegte, gesalzene Produkte). Werden diese Erzeugnisse in großen Mengen genossen, besteht ein erhöhtes Risiko, an Magen-Darm-Krebs und an Speiseröhrenkrebs zu erkranken.

Geben Sie Ihrem Immunsystem Nahrung

Bestimmte Nahrungsmittel können durch ihre immunverstärkende Wirkung die Fähigkeit des Melatonins, Infektionen und Immunkrankheiten abzuwehren, verbessern. Hier ist eine Liste von immunstärkenden Vitaminen und Mineralstoffen, die Sie in Ihre melatoninfreundliche Ernährung integrieren können:

Vitamin B$_6$

Vitamin B$_6$, auch als Pyridoxin bekannt, ist für das Funktionieren des Immunsystems von elementarer Bedeutung, besonders, wenn wir älter werden. Untersuchungen bei älteren Erwachsenen haben gezeigt, daß das Immunsystem bei Vitamin-B$_6$-Mangel weniger Lymphozyten und Interleukin-2 produziert. Manche Ernährungswissenschaftler empfehlen Erwachsenen, zwei Milligramm Vitamin B$_6$ pro Tag entweder durch die Ernährung oder durch Tabletten zuzuführen. Alte Menschen sollten täglich mindestens drei Milligramm Vitamin B$_6$ zu sich nehmen. Zwei Milligramm Vitamin B$_6$ sind zum Beispiel in einer großen Banane, 150 Gramm Hühnerbrust und einer Kartoffel enthalten. Alte Menschen müßten zusätzlich etwa 150 Gramm gekochten Lachs zu sich nehmen, um auf drei Milligramm zu kommen. Die optimale Menge an Vitamin B$_6$ sind jedoch 25 Milligramm täglich. Um diese Menge zu erreichen, sind allerdings ergänzende Tabletten nötig. (Durch extrem hohe Dosierungen wiederum [über 2000 Milligramm] kann aber eine nervenschädigende Wirkung eintreten, wie aus einem Bericht hervorgeht.)

Vitamin-B$_6$-haltige Nahrungsmittel

Avocados	Bananen	Bohnen
Geflügel	Hefe	Kartoffeln (mit Schale)
Lachs	mageres Rind- und Schweinefleisch	
Sojabohnen	Thunfisch	Weizenkeime

Zink

Zink ist wichtig für die Wundheilung und hilft dem Immunsystem, fremde Eindringlinge zu erkennen und abzustoßen. Selbst ein nur unbedeutend erscheinender Zinkmangel kann das Immunsystem um 20–30 Prozent beeinträchtigen. Die empfohlene Tagesdosis für Zink beträgt 12 bis 15 Milligramm. Zwei rohe Austern machen schon die zweifache Menge der empfohlenen Tagesdosis aus; 30 Gramm Weizenkeime, ein Shrimpscocktail und ein Stück Lammfleisch zum Mittagessen wären eine weitere Möglichkeit, den Tagesbedarf zu decken. Menschen, die kein Fleisch essen, sollten sich zusätzliches Zink in Form von Tabletten zuführen.

Zink-haltige Nahrungsmittel

Austern	Bohnen und Erbsen	Fisch
Geflügel	grüne Gemüse	mageres rotes
Nüsse	Vollkornprodukte	Fleisch

Kupfer

Wenngleich keine ausführlichen Untersuchungen über Kupfer gemacht wurden, gibt es Hinweise darauf, daß auch Kupfer eine große Wirkung auf das Immunsystem hat. Es gibt keine offiziell empfohlene Tagesdosis; Ernährungswissenschaftler empfehlen zwei bis drei, maximal fünf Milligramm täglich. Es ist schwierig, genügend Kupfer durch die Nahrung zuzuführen, deshalb werden ergänzende Gaben empfohlen. Es hat sich gezeigt, daß ein Kupfermangel sich auf die Widerstandskraft gegen Krankheiten oder auf andere Immunfunktionen negativ auswirken kann.

Kupfer-haltige Nahrungsmittel

Fisch und Meeresfrüchte
grüne Gemüse
Nüsse
Geflügel
mageres Fleisch
Vollkornprodukte

Meine letzte Empfehlung: Halten Sie Ihren Alkohol-, Fett- und Cholesterinkonsum auf einem Minimum, um Ihr Immunsystem funktionsfähig zu erhalten. Alkohol, Fett und Cholesterin lassen Ihr Immunsystem »abstumpfen« und machen Sie anfälliger für Infektionen.

Wenn Sie dafür sorgen, daß Sie genug »melatoninfreundliche« Vitamine und Mineralien zu sich nehmen, geben Sie Ihrem körpereigenen Antioxydans, dem Melatonin, die Möglichkeit, wichtige Aufgaben zu erfüllen. Ich gebe meinen Patienten folgende Richtlinien:

Optimale Dosierungen für wichtige Antioxydantien und Nährstoffe

Beta-Karotin	15 000 IE
Vitamin A	10 000 IE
Vitamin D	400 IE
Vitamin E	400–600 IE
Vitamin C	2000–4000 mg
Flavonoide	250–1000 mg
Vitamin B_6	50–100 mg
Vitamin B_{12}	500–1000 mg
Folsäure	400–800 mcg
Selen	200 µg
Zink	30 mg
Kupfer	2–3 mg

Erhöhung Ihrer Tryptophanzufuhr

Nahrungsmittel, die Tryptophan enthalten, können die Fähigkeit Ihres Körpers, Melatonin herzustellen, verbessern. Solche Nahrungsmittel sind zum Beispiel Milchprodukte, Geflügel, Eier und Thunfisch.

Unser Körper benötigt Tryptophan, um Serotonin herzustellen, welches wiederum in Melatonin umgewandelt wird. Ihr Körper kann ohne Tryptophan kein Serotonin herstellen. Untersuchungen belegten, daß eine tryptophanarme Ernährung zu Serotoninmangel führt. Eine Studie zeigt, daß tryptophanarme Nahrung die Symptome einer depressiven Verstimmung verschlimmert, wahrscheinlich durch einen niedrigen Serotoninspiegel.

Auch das Verdauungssystem scheint das durch die Nahrung zugeführte Tryptophan in Melatonin umzubauen. Wir wissen bis jetzt allerdings noch nicht, wie dieses Tryptophan die jeweiligen Spiegel von Melatonin und Serotonin beeinflußt. Beide könnten erhöht werden, und wie wir bereits gesehen haben, zerstören hohe Serotoninspiegel den Nutzen, den wir durch Melatonin bekommen. Erst durch weitere Forschungen werden wir diese Verbindung gänzlich verstehen können.

Doch gibt es bereits viele Menschen, die sich durch höhere Tryptophanzufuhr besser fühlen. Wir haben Hinweise darauf, daß Tryptophan den Melatoninrhythmus unterstützt. Beispielsweise behaupten viele Menschen, daß Nahrungsmittel, die viel Tryptophan enthalten, natürliche »Schlafmittel« seien. Truthahnfleisch enthält viel Tryptophan, was vielleicht das populäre Schläfchen nach den Essen erklärt, das viele Menschen nach einem Truthahnfestessen gerne halten. Vor Jahren wurden Tryptophantabletten vom Markt genommen, da es in Verbindung mit diesem Medikament zu einigen Todesfällen gekommen war. Es wurde jedoch herausgefunden, daß diese Tabletten kontaminiert waren. Weder natürliches Tryptophan noch Nahrungsmittel, die Tryptophan enthalten, sind gefährlich.

Tryptophan-haltige Nahrungsmittel:
Eier   Geflügel (besonders Truthahn)
Käse   Milch
Thunfisch

Schränken Sie Ihre Kalorienzufuhr ein

Erinnern Sie sich an die Experimente mit den junggebliebenen Mäusen, bei denen eine Kalorienverringerung dazu führte, daß sie länger lebten? Wir wissen heute, daß dies mit einem erhöhten Melatoninspiegel zusammenhängt.
Untersuchungsergebnisse weisen darauf hin, daß durch Reduktion der zugeführten Kalorien eine größere Melatoninproduktion im Verdauungstrakt stimuliert wird.
Um eine ähnliche Lebensverlängerung wie die Mäuse im Experiment erreichen zu können, müßten Sie schon in der Kindheit mit einer Ernährung beginnen, die so eingeschränkt ist, daß Sie immer am Rande des Hungertods wären, und dies ein Leben lang aufrechterhalten. Das ist weder durchführbar noch erstrebenswert. Eine vernünftige Kalorienreduktion könnte allerdings Ihre übrigen melatoninfreundlichen Strategien verstärken und die Melatoninmenge, die Ihr Körper produziert, beträchtlich erhöhen.
Es ist die Menge der Kalorien, die den Unterschied in der Melatoninproduktion auslöst – Fett oder Cholesterin spielen hierbei keine Rolle. Natürlich gibt es genügend gesund-

heitliche Gründe, weswegen Sie Ihre Fett- und Cholesterinzufuhr senken sollten; sie beeinflussen aber nicht die Melatoninproduktion an sich.

Kontrollieren Sie Ihre Eisenzufuhr

Eisen ist notwendig für die Bildung von Hämoglobin, dem roten Blutfarbstoff, der Sauerstoff von der Lunge zu den Körperzellen transportiert.
Herrscht Eisenmangel vor, so kann der Körper nicht genügend rote Blutzellen herstellen, und es kommt zu einer Anämie. Symptome einer Anämie – wie Müdigkeit und Energielosigkeit – demonstrieren die Unfähigkeit des Körpers, seinen Zellen genügend Sauerstoff zur Verfügung zu stellen. Bei Frauen besteht eine größere Gefahr, an einer Anämie zu erkranken, besonders während einer Schwangerschaft, wenn der Fötus die Eisenvorräte der Mutter aufbraucht.
Das bedeutet aber auf keinen Fall, daß Sie deshalb ständig Eisenpräparate einnehmen sollten, und es heißt auch nicht, daß Sie sich mit mehr Eisen unbedingt besser fühlen werden. Eisen ist sogar ein großer Erzeuger von Freien Radikalen. Wenn Sie also Eisenpräparate einnehmen, sollten Sie sicher sein, daß Sie sie auch brauchen.
Ihr Arzt kann einen Bluttest durchführen, mittels dessen sich leicht feststellen läßt, ob Sie an einer Anämie leiden. Sollte dies der Fall sein, versuchen Sie zuerst, den Eisenmangel durch Ihre Ernährung zu beheben. Nehmen Sie nur Eisenpräparate, wenn weitere Bluttests zeigen, daß eine Ernährungsumstellung keine nennenswerte Verbesserung gebracht hat. Sind Sie Vegetarier, ist die Gefahr eines Eisenmangels größer, da Eisen aus Gemüsen weniger leicht ab-

sorbiert wird als aus Fleisch. Vitamin C kann die Eisenabsorption verbessern.

Falls Sie sich dazu entschließen, ein Eisenpräparat einzunehmen, richten Sie sich nach den Vorschriften. Denken Sie nicht »viel hilft viel«, denn das stimmt nicht. Durch zu viel Eisen kann es zu einer Eisenvergiftung kommen. Bei großen Mengen kann dies sogar tödlich enden. (In den USA sind Eisenpräparate tatsächlich eine der häufigsten Ursachen für unbeabsichtigte Vergiftungen.)

Eisenhaltige Nahrungsmittel

Fisch	mageres rotes Fleisch
Geflügel	Brokkoli
Sojabohnen	Weizen
Spinat	

Obige Tabelle listet Nahrungsmittel in absteigender Reihenfolge der biologischen Verwertbarkeit auf. Das bedeutet, daß die Nahrungsmittel, die am Anfang der Liste stehen, das meiste Eisen enthalten (und zwar in einer Form, die der Körper verwerten kann), die Nahrungsmittel am Ende der Liste am wenigsten Eisen in einer für den Körper verwertbaren Form aufweisen.

Weitere Vorschläge zur Aufrechterhaltung Ihres Melatoninspiegels

Vermeiden Sie Stimulantien

Stimulantien wie Kaffee oder Tee können Ihren Melatoninspiegel insofern beeinflussen, als sie Ihren Schlaf beeinträchtigen. Lassen Sie sie weg, oder reduzieren Sie ihren Genuß, besonders abends. Nicht alle Stimulantien in der Nahrung sind als solche erkennbar. Schokolade zum Beispiel ist ein mildes Stimulans, und viele Nahrungsmittel und Getränke enthalten Koffein. Schauen Sie genau auf die Beschriftung!

Stimulantien in der Nahrung
Schokolade und Lebensmittel, die Schokolade enthalten
Kaffee und Nahrungsmittel, die Kaffee enthalten
Sodawasser mit Koffein
Manche Medikamente, z.B. Asthmamittel, die Aminophyllin und Theophyllin enthalten.

Essen Sie regelmäßig

Der Melatoninrhythmus wird durch einen regelmäßigen Tagesablauf unterstützt, und wie wir gesehen haben, sind Verhaltensmuster starke »Zeitgeber«. Was bedeutet, daß es genauso wichtig ist, *wann* Sie essen, wie *was* Sie essen. Regelmäßige Mahlzeiten sind wichtige Verhaltensmuster, die Sie im Gleichgewicht halten.

Keine schweren Mahlzeiten am Abend

Eine der Auswirkungen eines hohen Melatoninspiegels bei Nacht ist die Verlangsamung der Verdauung. Wenn Sie eine ausgiebige Mahlzeit kurz vor dem Zubettgehen zu sich nehmen, kann sie Ihr Körper nicht so gründlich verarbeiten. Sie werden im Gegenteil feststellen, daß Ihre träge Verdauung Sie mit einem Völlegefühl belastet, das es Ihnen schwer macht, eine gute Nachtruhe zu bekommen. Ihr Körper wird weniger gut in der Lage sein, die zugeführten Kalorien zu verbrennen und verwandelt sie statt dessen in Fett.
Versuchen Sie, Ihre Eßgewohnheiten und Ihre Aktivitäten aufeinander abzustimmen, und essen Sie Ihre größten Mahlzeiten dann, wenn Sie am aktivsten sind.

Ein letzter Vorschlag

Bedenken Sie neben Art und Zeitpunkt bei einer Mahlzeit auch den Ort, an dem Sie essen. Das »melatoninfreundlichste« Mahl könnte ein gemütliches Frühstück auf dem Balkon oder im Garten sein. Ob Sie ein Glas Orangen- oder Tomatensaft trinken, um Ihre Antioxydantien zu ergänzen, Milch und Cornflakes essen, um Ihr Tryptophan zu erhöhen, eine kalorienarme Vorspeise essen, um Ihr Verdauungssystem zu einer erhöhten Melatoninproduktion anzuregen – tun Sie es im Sonnenlicht, und Sie werden auch Ihrem Biorhythmus etwas Gutes tun.
Frisches Obst, frisches Gemüse und frische Luft, das ist eine Ernährung, mit der niemand Probleme haben dürfte!

11 Weitere Möglichkeiten, um Freie Radikale zu neutralisieren

Wie wir gesehen haben, ist das körpereigene Melatonin eine begrenzte Substanz. Wenn wir älter werden, ist es wichtig, aus dem, was wir haben, das Beste zu machen. Eine der effektivsten Methoden, genau das zu tun, besteht darin, die Freien Radikale in unserem Körper zu reduzieren.
Da das Melatonin einen Schutz gegen Freie Radikale bietet, indem es eine Reaktion mit ihnen eingeht, brauchen wir um so mehr Melatonin, je mehr Freie Radikale wir in unserem Organismus haben. Durch eine Reduktion der Freien Radikale in unserem Körper erhalten wir unser Melatonin. Außerdem verringern wir Schädigungen durch Freie Radikale, denn selbst unter den besten Bedingungen ist es nicht möglich, jedes Freie Radikale, bevor es irgendeinen Schaden anrichten kann, sofort durch Melatonin unschädlich zu machen. Wenn wir also die Gesamtzahl der Freien Radikale verringern, vermindern wir gleichzeitig den Anteil des bleibenden Schadens, den wir ansonsten erleiden würden.

Plan zum Schutz vor Freien Radikalen

Es gibt zwei Ansätze, um Schaden durch Freie Radikale zu verringern. Wir können die Anlässe, bei denen wir uns Freien Radikalen aussetzen, einschränken. Da wir jedoch nicht alle Möglichkeiten ausschließen können, sollten wir außerdem unsere Zufuhr von Antioxydantien erhöhen –

denjenigen Substanzen, die Freie Radikale im Organismus binden und neutralisieren.

Verringern der Kontaktmöglichkeiten

Ein erster Schritt wäre, die Anzahl der Freien Radikale, denen Sie sich aussetzen, zu verringern. Natürlich können nicht alle Quellen beseitigt werden; viele gehören zu unserem täglichen Leben dazu. Wird in unserem Körper Nahrung zu Energie verwandelt, entstehen Freie Radikale. Sie werden von weißen Blutkörperchen beim Angriff fremder Eindringlinge freigesetzt. Rote Blutzellen produzieren sie, wenn sie Blut durch den Körper transportieren.

Sie können jedoch andere Quellen Freier Radikale reduzieren, besonders die Ihrer Umgebung. Hier sind einige Vorschläge:

Mit dem Rauchen aufhören bzw. weniger rauchen
Zigarettenrauch ist eine der wichtigsten Quellen für Freie Radikale, die besonders das Lungengewebe angreifen. Außerdem braucht Rauchen das Vitamin C im Körper auf, das bekanntlich ein starkes Antioxydans ist. Viele Krankenkassen bieten Programme an, die Sie beim Aufhören des Rauchens unterstützen. Vielleicht sind Sie im Moment noch nicht bereit, das Rauchen zu unterlassen, dann sollten Sie zusätzlich Vitamin C und andere Antioxydantien einnehmen, um den Schaden so gering wie möglich zu halten.

Meiden Sie starke Umweltverschmutzung.
Umweltverschmutzung ist eine weitere wichtige Quelle, die Freie Radikale erzeugt. Natürlich können Sie nicht einfach Ihren Atem anhalten, wenn Sie in einer Gegend mit relativ hoher Luftverschmutzung leben. Versuchen Sie aber, die Berührungspunkte so klein wie möglich zu halten, also an

einem Tag mit hohem Ozongehalt lieber im Haus zu trainieren, als durch die Nachbarschaft zu joggen. (Wenn Sie sich sportlich betätigen, atmen Sie größere Mengen an Luft ein.) Versuchen Sie, im Park anstatt an der Straße entlang zu rennen oder radzufahren.
Luftverschmutzung gibt es natürlich nicht nur im Freien. Falls mehrere Menschen an Ihrem Arbeitsplatz an Kopfschmerzen, Erkältungskrankheiten oder Erkrankungen der Luftwege leiden, sollte Ihr Arbeitgeber die Luftqualität testen lassen. Schränken Sie Ihre Berührung mit kontaminiertem Wasser oder Boden ein. Sollten Sie in einer verschmutzten Umgebung arbeiten, tragen Sie immer Schutzkleidung und Atemschutz.
Schränken Sie die Berührung mit schädlichen Chemikalien ein. Pestizide (einschließlich Haushalts- und Gartensprays) enthalten Freie Radikale. Benützen Sie sie nicht, wenn es sich vermeiden läßt. Läßt es sich nicht vermeiden, benützen Sie sie mit Bedacht. Arbeiten Sie zum Schutz Ihrer Lungen nicht ohne Atemschutz und zum Schutz Ihrer Haut niemals ohne Handschuhe. Waschen Sie sich hinterher gründlich, und essen oder trinken Sie nichts, bevor alles aufgeräumt ist. Seien Sie besonders vorsichtig, wenn Sie Pestizide in der Nähe von Räumen verwenden, in denen Sie später essen oder Essen vorbereiten. Andere Haushaltschemikalien, wie solche, die Chlor enthalten, erzeugen ebenfalls Freie Radikale; gehen Sie sorgfältig damit um und das nur in gut belüfteten Räumen. Bestimmte Medikamente, wie Zytostatika, sind eine weitere Quelle für Freie Radikale. Wenn Ihnen diese Medikamente verschrieben worden sind, müssen Sie sie natürlich einnehmen. Doch beachten Sie genau die Vorschrift.
Strahlung vermeiden. Die wahrscheinlichsten Strahlenquellen sind Röntgenstrahlen beim Arzt beziehungsweise Zahn-

arzt. Genau wie bei Medikamenten, ist der Nutzen größer als der Schaden, wenn Röntgenstrahlen erforderlich sind. Vermeiden Sie jedoch unnötige Bestrahlung. Ultraviolettes Licht ist eine weniger intensive Art von Strahlung, doch können auch UV-Strahlen die Bildung Freier Radikale stimulieren. Schränken Sie die Strahlung durch einen Sonnenschutz, eine UV-geschützte Sonnenbrille und unnötige Bräunungslampen ein.

Streß vermeiden. Wie wir gesehen haben, wirkt sich Streß negativ auf die immunstärkenden Eigenschaften des Melatonin aus. Streß fördert die Bildung von Freien Radikalen, was wiederum ein Grund für die Verbindung zwischen Streß und Herzinfarkt oder Krebs sein kann.

Keine schweren Mahlzeiten. Wenn Sie eine üppige Mahlzeit essen, transportiert Ihr Körper vorübergehend Blut aus den übrigen Organen zu den Verdauungsorganen. Fließt das Blut danach wieder zurück, verursacht es die Freisetzung einer bestimmten Menge von Freien Radikalen aus den jeweiligen Geweben. (Dasselbe Phänomen geschieht in einem sehr viel größeren Ausmaß, wenn der Blutfluß durch einen Herzinfarkt oder Schlaganfall unterbrochen wird. Wird das schlechtdurchblutete Gewebe dann wieder voll durchblutet, setzt es Freie Radikale in Gang, die zusätzlichen großen Schaden anrichten.)

Vermeiden Sie Verletzungen. Bei jeder Verletzung Ihres Körpers entstehen Freie Radikale. Vermeiden Sie Verletzungen, indem Sie angemessene Vorsichtsmaßnahmen treffen. Wenn Sie mit einem Fitneßprogramm anfangen, sollten Sie Ihre Kondition langsam aufbauen. Schmerzen und Muskelzerrungen sind ein Zeichen dafür, daß Sie Freie Radikale freisetzen. Heben und tragen Sie alles auf eine Art und Weise, die Ihren Rücken schont, ob es zu Hause oder bei der Arbeit ist.

Entwerfen Sie ein Fitneßprogramm zur Reduzierung von Freien Radikalen

Jahrelang haben Sie gehört, daß körperliche Betätigung gut für Ihre Gesundheit sei. Das bedeutet aber nicht, daß noch mehr Sport noch besser für Sie ist.

Durch intensives Sporttreiben können Sie vielleicht Ihre Muskeln entwickeln, Ihre Ausdauer trainieren und sich vielleicht sogar sehr gut fühlen. Eine wachsende Zahl von Experten fürchtet jedoch, daß übermäßige körperliche Betätigung auch schaden könnte! Wenn Sie intensiv Sport treiben, entsteht eine große Menge von Freien Radikalen, die nicht weniger schädlich sind als diejenigen, die durch Rauchen oder Luftverschmutzung usw. erzeugt werden.

Während Sie durch viel Training Muskelmasse entwickeln und vielleicht gesund aussehen, kann es sein, daß dieses Training Sie gar nicht wirklich gesünder macht. Falls Sie um Ihrer Gesundheit willen Sport treiben, wird ein moderates Training, das Ihren Körper langsam auftrainiert, ohne zu viele Freie Radikale zu produzieren, sehr viel besser für Sie sein.

Muskelkater. »Ohne Schweiß kein Preis.« Vielleicht mißachten Sie diese alte Weisheit. Wenn Sie Muskelkater haben, spüren Sie die Nachwirkungen eines verletzten Muskels. Durch diese und andere Verletzungen, zum Beispiel gerissene Bänder und Sehnen, gesplitterte Knochen, einen Tennisellbogen usw., werden große Menge von Freien Radikalen abgespalten, die sich schädigend auf das Gewebe auswirken.

Dr. Kenneth Cooper, der den Begriff »Aerobics« geprägt und körperliche Betätigung populär gemacht hat, drückt heute seine Besorgnis darüber aus, daß ein übertriebenes Training mehr Schaden als Nutzen bringen könnte. Seit

einige Spitzenathleten in relativ jungen Jahren an Krebs erkrankten und immer mehr Berichte in der medizinischen Fachliteratur und auch von seinen eigenen Patienten über Neigung zu Müdigkeit, Infektions- und Verletzungsanfälligkeit zu lesen und zu hören waren, empfiehlt er inzwischen einen moderateren Einstieg in körperliche Betätigung.
Dr. Cooper sagt zwar klar und deutlich, daß Bewegungsmangel negative Auswirkungen für die Gesundheit hat und ein größeres Risiko für Krebs, Herz- und sonstige Erkrankungen mit sich bringt. Die Wissenschaft zeigt jedoch, daß der größte Nutzen für die meisten Menschen ohne diese intensiven Trainingsprogramme erreicht werden kann, die in den vergangenen Jahren so populär geworden sind.
Eine Untersuchung an seinem Institut für die Erforschung von Aerobics, die im JAMA (Journal of the American Medical Association) veröffentlicht wurde, zeigt, daß zwei- bis dreimal eine halbe Stunde Gehen pro Woche fast ebenso effizient ist, wie mehrmals in der Woche zwei oder mehr Meilen zu joggen. Die Untersuchung erbrachte, daß diejenige Gruppe den größten gesundheitlichen Nutzen verzeichnen konnte, die von sitzender Betätigung zur nächstaktiveren Fitneßgruppe wechselte. Darüber hinaus registrierte man nur moderate Gesundheitsverbesserungen beim Wechsel in die nächsthöhere Gruppe. Cooper, der sich auf diese Ergebnisse und andere Untersuchungen stützt, empfiehlt heute, mehrmals pro Woche bis zur »Zielpulsfrequenz« zu trainieren.

Wie Sie Ihre Zielpulsfrequenz errechnen

Die Zielpulsfrequenz ist eine Methode, Ihr Trainingsprogramm so zu gestalten, daß es intensiv genug ist, Ihnen einen gesundheitlichen Nutzen zu bringen, jedoch nicht so intensiv, daß es Ihnen schadet. Es ist die Frequenz, auf die Ihr Herz während Ihres Trainings kommen sollte. Und so errechnen Sie die Zielpulsfrequenz:

Beginnen Sie damit, Ihre maximale Herzfrequenz zu errechnen. Das ist die Frequenz, die Sie erreichen, wenn Sie sich bis zum Äußersten anstrengen.

Sie müssen keine wilden Sprints machen, um diese Frequenz herauszufinden, Sie können statt dessen eine einfache Formel benützen. Ziehen Sie Ihr Alter von 220 ab. Wenn Sie also zum Beispiel 50 Jahre alt sind, ist Ihre Maximalfrequenz 170. Wenngleich die tatsächliche Frequenz von Mensch zu Mensch etwas variiert, gibt uns diese Formel doch einen guten Anhaltspunkt.

Dann multiplizieren Sie diese Zahl mit 0,7, um Ihre annähernde Zielherzfrequenz zu errechnen. In diesem Beispiel ergibt 170 x 0,7 = 119. Ihre Zielherzfrequenz ist also etwa 119 Schläge pro Minute.

Während Sie trainieren, sollte Ihre tatsächliche Herzfrequenz ungefähr in der Höhe Ihrer errechneten Zielfrequenz liegen, plus/minus 10–15 Schläge. Halten Sie während des Trainings kurz inne, und fühlen Sie Ihren Puls. Am einfachsten ist es, wenn Sie ihn 15 Sekunden lang zählen und dann mit vier multiplizieren, anstatt ihn eine ganze Minute zu zählen.

Das wichtigste ist, nichts zu übertreiben. Liegt Ihre Herzfrequenz während des Trainings konstant bei mehr als 10–15 Schlägen über Ihrer Zielfrequenz, setzen Sie wahrscheinlich jetzt schon übermäßig viele Freie Radikale frei.

Art des Trainings. Jegliche Bewegung, die Ihre Herzfrequenz bis zu Ihrer Zielfrequenz steigert, ist effizient. Körperliche Betätigung mit niedriger Belastung wird genau die Sportverletzungen vermeiden helfen, die die schädigende Wirkung der Freien Radikale begünstigen. Denken Sie auch daran, daß Sie sich kontinuierlich sportlich betätigen sollten. Sportarten wie Basketball oder Fußball, bei denen sich Perioden höchster Aktivität mit Perioden von Inaktivität abwechseln, sind nicht so effektiv wie gleichbleibende Bewegungen. Wenn Sie Tennis spielen, wird Ihnen ein Einzel mehr kontinuierliche Belastung bringen als ein Doppel; auch Freiübungen oder Joggen auf der Stelle kann Ihre Herzfrequenz gleichmäßig hoch halten. Schwimmen ist ein guter Sport, aber es ist schwierig, die Herzfrequenz zu halten. Je mehr Sie schwimmen, desto trainierter werden Sie, und Ihr Körper muß nicht mehr so hart arbeiten. Schnelles Gehen ist eine der besten Formen von körperlicher Betätigung und selbst Hausarbeit – wie ausdauernde Gartenarbeit, Rechen oder Holzhacken – kann wirksam sein.

Auch wenn Sie fiter werden, wird sich Ihre Zielfrequenz nicht ändern; Sie werden allerdings härter arbeiten müssen, um sie zu erreichen. Hat sich Ihr Körper an Ihr Trainingsprogramm gewöhnt, wird Ihr Herz schlagkräftiger, und Sie müssen sich mehr anstrengen, um Ihre Herzfrequenz hochzutreiben. Passen Sie Ihr Aktivitätsniveau Ihrer Zielfrequenz an. Sobald Sie eine bessere Kondition haben, können Sie kräftiger trainieren, ohne Ihre Herzfrequenz zu sehr zu steigern.

Es steht Ihnen frei, wie oft und wie lange Sie trainieren wollen. Sie sollten sich jedoch drei- bis viermal pro Woche zwanzig Minuten lang körperlich betätigen, und diese Betätigung sollte anstrengend genug sein, um Ihre Herzfrequenz während der ganzen 20 Minuten in der Nähe Ihrer

Zielfrequenz zu halten. Einige Studien behaupten, daß Sie auch durch weniger körperliche Betätigung gesundheitlich profitieren können, doch ist die gegebene Empfehlung das allgemein akzeptierte Minimum, das Sie für einen durchtrainierten Kreislauf brauchen.

Natürlich können Sie mehr Sport treiben, die meisten Menschen steigern ihr Programm mit der Zeit. Der Schlüssel zur Verhütung von Schaden durch Freie Radikale ist jedoch der *allmähliche* Aufbau Ihrer Kondition, damit Sie Ihren Körper nicht durch die Erzeugung Freier Radikale schädigen.

12 Eliminierung
der elektromagnetischen Felder

Im 7. Kapitel haben wir gesehen, welche starke Auswirkung elektromagnetische Felder auf die Zirbeldrüse haben. Manchmal ist sie sogar so stark, daß die Melatoninproduktion ganz zum Erliegen kommt. In diesem Kapitel möchten wir Ihnen einige konkrete Strategien anbieten, mittels derer Sie Ihren Kontakt mit elektromagnetischen Feldern einschränken können. Diese Strategien verfolgen ein »Konzept der vernünftigen Nähe« zu elektromagnetischen Feldern. Die Existenz von Elektromagnetfeldern ist eine Begleiterscheinung der modernen Zivilisation, deshalb können Sie den Kontakt mit elektromagnetischen Feldern unmöglich ganz vermeiden. Aber Sie können etwas dafür tun, um die Menge der auf Sie einwirkenden elektromagnetischen Felder zu reduzieren.

Neue Untersuchungen weisen darauf hin, daß nicht alle Elektromagnetfelder auf dieselbe Weise entstehen. Es scheint angemessen, sich zuerst mit den schädlichsten Arten von elektromagnetischen Feldern auseinanderzusetzen. Sind die bestehenden Theorien zutreffend, rühren alle gesundheitlichen Auswirkungen der elektromagnetischen Felder von ihrer Wirkung auf die Zirbeldrüse her. Daraus folgt, daß wir uns zuerst darauf konzentrieren sollten, was für Folgen es hat, wenn wir elektromagnetischen Feldern chronisch ausgesetzt sind. Wie wir bereits gehört haben, setzt die Melatoninbildung der Zirbeldrüse fast sofort nach der Beseitigung der Elektromagnetfelder wieder ein. Aber

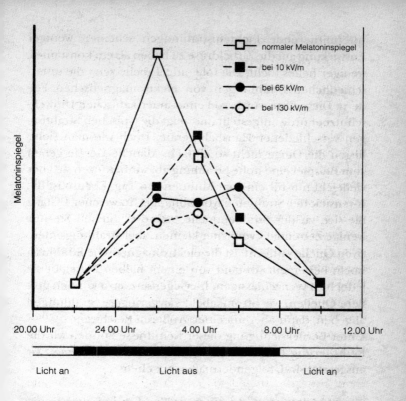

Wie Elektromagnetfelder den Melatoninspiegel beeinflussen. Elektrische Felder haben einen starken Einfluß auf die Aktivität der Zirbeldrüse und lassen den Melatoninspiegel bei jungen Ratten sinken. Wissenschaftler sind der Ansicht, daß elektromagnetische Felder bei Menschen eine ähnliche Auswirkung haben.

ein konstantes elektromagnetisches Feld, selbst mit geringer Intensität, gibt der Zirbeldrüse nie die Chance, sich zu erholen.
Elektromagnetfelder verhalten sich also ähnlich wie Licht.

Intermittierende Lichteinstrahlungen scheinen weniger Auswirkung auf die Zirbeldrüse zu haben als ein konstantes, weniger helles Licht. Die folgende Tabelle zeigt die unterschiedlichen Strahlungen von elektromagnetischen Feldern. Diese Liste wurde von einer amerikanischen Umweltschutzbehörde aufgestellt und zeigt die typischen Strahlungen verschiedener Haushaltsgeräte. Doch wie man sieht, liegen die Dinge nicht so einfach. Manche Geräte geben zum Beispiel eine hohe Strahlung ab, wir benützen sie aber vielleicht nur für ein paar Minuten pro Tag. Ebenso ist die Intensität der Strahlen davon abhängig, in welcher Distanz Sie sich zu der Strahlenquelle befinden. Stehen Sie nur wenige Zentimeter von einer kleinen, aber strahlungsintensiven Quelle entfernt, ist die elektromagnetische Strahlung hoch; bei einem Abstand von einem halben Meter ist sie jedoch zu vernachlässigen. Im Gegensatz dazu können größere Quellen, wie Stromkabel zwar geringere Strahlungen abgeben, dafür aber mit einer größeren Reichweite.

Unter Berücksichtigung dieser Kenntnisse können wir die Reduzierung der elektromagnetischen Felder, denen wir ausgesetzt sind, folgendermaßen angehen:

- mit Änderungen, die einen großen Gewinn, aber wenig unliebsame Störungen mit sich bringen. Lassen Sie zum Beispiel Ihre elektrischen Geräte überprüfen, bevor Sie sich gleich eine neue Wohnung suchen!
- Versuchen Sie als erstes, ständige anstatt der einmalig oder kurzfristig einwirkenden elektromagnetischen Felder zu reduzieren; prüfen Sie beispielsweise Ihre Heizdecke, bevor Sie sich mit Ihrem Fön befassen.
- Nehmen Sie als Faustregel, daß jede Minderung der Elektromagnetfelder dienlich ist: Je größer die Verringerung, desto größer der Nutzen.

Elektromagnetische Felder, die von Haushaltsgeräten bzw. Elektrogeräten abgegeben werden

Gerät	Milligauß bei der Entfernung			
	15 cm	30 cm	60 cm	120 cm
Luftfilter	180	35	5	1
Baby-Alarm	6	1	0	0
Batterieladegerät	30	3	0	0
Elektrische Heizdecke (alt)	200+	nicht bekannt		
Elektrische Heizdecke mit reduzierter Strahlung	20	nicht bekannt		
Pürierstab	70	10	2	0
elektrischer Dosenöffner	600	150	20	0
Deckenventilator		3	0	0
Trockengerät	3	2	0	0
Kaffeemaschine	7	0	0	0
Computermonitor, Farbe	14	5	2	0
Kopiergerät	90	20	7	1
Geschirrspüler	20	10	4	0
elektrischer Bohrer	150	30	4	0
Faxgerät	6	0	0	0
Leuchtstofflampe	40	6	2	0
Rührgerät	30	6	2	0
elektr. Müllschlucker	80	10	2	0
elektrischer Heizofen	100	20	4	0
elektrischer Ofen	200	70	20	2
Bügeleisen	8	1	0	0
elektrischer Mixer	100	10	1	0
elektrischer Herd	9	4	0	0
Mikrowellengerät	200	40	10	2
elektrische Säge	200	40	5	0

Gerät	Milligauß bei der Entfernung			
	15 cm	30 cm	60 cm	120 cm
Stereoanlage	1	0	0	0
Fernsehgerät, schwarz-weiß		3	0	0
Fernsehgerät, Farbe		7	2	0
Toaster	10	3	0	0
Schreibmaschine	100	1	unbekannt	
Staubsauger	300	60	10	1
Waschmaschine	20	7	1	0

Null bedeutet, daß die Feldstärke nicht von der Hintergrundstrahlung unterschieden werden konnte. Unbekannt bedeutet, daß keine Messung vorgenommen wurde.
Quelle: Environment Protection Agency, Pinsky, M.A. 1995; The EMF Book, New York, S. 44.

Der letzte Punkt erscheint selbstverständlich, aber gerade deshalb sollten wir ihn trotzdem sehr ernst nehmen. Wahrscheinlich gibt es Ober- und Untergrenzen bezüglich der Auswirkung von elektromagnetischen Feldern auf unsere Epiphyse. In anderen Worten heißt das, wenn eine bestimmte Stärke eines Elektromagnetfeldes unsere Melatoninproduktion zum Erliegen bringt, wäre es gleichgültig, wieviel zusätzlichen elektromagnetischen Feldern wir ausgesetzt wären – die Wirkung wäre die gleiche. Ebenso mag es eine Untergrenze geben, wie auch beim Licht, unter der ein elektromagnetisches Feld keine Auswirkung auf die Zirbeldrüse und somit auf die Melatoninbildung hat. Doch sind wir weit davon entfernt zu wissen, ob solche Unter- und Obergrenzen tatsächlich existieren, noch, bei welchen Werten sie liegen. (Wie wir bereits im 7. Kapitel sahen, beruhen die Sicherheitswerte nicht auf meßbaren Auswirkungen auf die Gesundheit, sondern spiegeln einfach die Werte wieder, denen die meisten von uns ausgesetzt sind.) Es gibt außerdem große Schwierigkeiten, genaue Messungen für bestimmte Personen zu machen. Zwei verschiedene Menschen, die im gleichen Haus wohnen oder im gleichen Büro arbeiten, sind unterschiedlichen Elektromagnetfeldern ausgesetzt. Bei so vielen Unsicherheiten ist es am vernünftigsten, Elektromagnetfelder überall dort, wo es möglich ist, zu verringern.

Nach den drei oben beschriebenen Prinzipien sollten Sie sich zuerst auf die ständigen und dann auf die starken, aber kurzfristigen Quellen elektromagnetischer Felder konzentrieren.

Messung von elektromagnetischen Feldern

Die Schwierigkeit, die tatsächliche Stärke der auf Sie einwirkenden elektromagnetischen Felder zu messen oder abzuschätzen, vergrößert das Problem. Sie können sich ein Meßgerät kaufen, um Messungen bei Ihnen zu Hause durchzuführen. Die billigsten Geräte gibt es für etwa DM 150,–, doch es besteht die Gefahr, daß die Messungen mit diesen Geräten nicht akkurat sind. Besser ausgerüstete Meßgeräte sind zwar genau, erfordern aber ein spezielles Wissen zur Anwendung. (Für detaillierte Informationen können Sie sich an Ihren jeweiligen Landesverband für Elektrosmog, an den betreffenden Umweltreferenten oder an Ihre Verbraucherzentrale wenden. Die Verbraucherinitiative in Bonn, Breite Str. 31, verschickt ein Infoblatt mit dem Titel: »Elektrosmog – macht Strom krank?«. Weitere Auskünfte können beim Bundesgesundheitsamt in Berlin, Postfach 330013, und beim

Bundesamt für Strahlenschutz in Braunschweig erhalten werden.)
Diese Messungen geben Ihnen jedoch nur einen Anhaltswert für die tatsächliche Stärke der elektromagnetischen Felder, denen Sie ausgesetzt sind. Die elektromagnetischen Felder von Stromleitungen und Kabeln sind zu unterschiedlichen Tages- und Jahreszeiten unterschiedlich stark. Außerdem sind sie von ihrer Plazierung abhängig. Sie können auf der einen Seite des Raums stark sein, zwei Meter weit entfernt, auf der anderen, minimal. Stromleitungen sind nicht die einzige Quelle, Ihre elektrischen Geräte könnten einen größeren Anteil an der Gesamtstärke der Elektromagnetfelder haben. Wichtiger als absolute Zahlen ist der Bereich, in dem die Werte liegen. Wenn Sie hohe Werte finden, sollten Sie den Test zu verschiedenen Tageszeiten wiederholen. Suchen Sie besonders nach Stellen mit extrem hohen Werten, beispielsweise bei Verteilern.
Die Stärke eines elektromagnetischen Feldes ist natürlich nur ein Teil des Ganzen, Sie sollten auch die Länge der Zeiteinwirkung prüfen. Wie Untersuchungen an Tieren zeigen, steigt der Melatoninspiegel an, sobald das elektromagnetische Feld beseitigt ist. Das bedeutet, daß es nicht so sehr darum geht, wie stark ein Feld ist, sondern wie lange es wirkt. Es ist zwar richtig, daß Geräte wie ein Haarfön und ein kabelloses Telefon starke elektromagnetische Felder auslösen, sie halten normalerweise aber nicht sehr lange an. Elektromagnetfelder, die von Stromleitungen im und ums Haus ausgehen, sind dagegen konstant vorhanden.

Reduzierung der ständigen Einwirkung von Elektromagnetfeldern

Stromleitungen

Ursprünglich konzentrierte man sich sehr stark auf die Einwirkungen von Stromleitungen und die dazugehörigen Ausstattungen. Wenngleich wir heute wissen, daß andere Quellen mindestens genauso bedeutsam sind, beunruhigen Stromleitungen die Gemüter weiterhin, ganz einfach auch aus dem Grund, weil die Verbraucher – außer daß sie umziehen – nur sehr wenig daran ändern können.

Für die meisten Menschen ist eine der sichtbarsten Quellen eine Verteilerleitung: drei Drähte, die an einem Mast befestigt sind. Diese Leitungen versorgen normalerweise Haushalte und kleinere Geschäfte mit Strom. Allgemein kann gesagt werden, daß alte Leitungen sehr viel eher elektromagnetische Felder verursachen, da deren Ladung wahrscheinlich ungleich verteilt ist.

Einfach ausgedrückt bedeutet »gleich verteilte Ladung«, daß der Stromfluß in beide Richtungen gleich verteilt ist. Bei alten Leitungen ist das nicht immer der Fall.

Neben der Verteilung des Stromflusses hat auch der »Phasenausgleich« etwas mit dem Auftreten von elektromagnetischen Feldern zu tun. Stromleitungen geben weniger elektromagnetische Felder ab, wenn die Leitungen phasengleich sind, das heißt, wenn die kommenden und wegführenden Leitungen nahe beieinander sowie parallel zueinander verlaufen. Dadurch heben sich die Elektromagnetfelder, die durch die beiden Leitungen hergestellt werden, gegenseitig auf.

Einer der Gründe für stärkere elektromagnetische Felder

bei alten Leitungen ist die Phasenverschiebung der beiden Leitungen; sofern sich zum Beispiel die Leitungen verschoben oder Strommasten gesenkt haben, verlaufen die Leitungen nicht mehr parallel. Ein Ast, der auf eine der Leitungen drückt, kann ebenfalls eine Phasenverschiebung verursachen.

Unterirdische Leitungen erzeugen seltener elektromagnetische Felder, nicht weil sie vergraben sind – das würde ein Elektromagnetfeld nicht blockieren – sondern ganz einfach, weil sie neuer sind und weniger Gefahr besteht, daß sich ihre Lage verschiebt. Neue Leitungen sind oft auch zu einem größeren Kabel gedreht, was die Bildung von elektromagnetischen Feldern automatisch beträchtlich verringert, da sie automatisch phasengleich sind und bleiben. Falls bei Ihnen Oberleitungen verlaufen, prüfen Sie nach, ob es sich um ein dickeres oder um drei dünne Kabel handelt.

Weitere Quellen für elektromagnetische Felder sind Hochspannungsleitungen, Transformatoren und Umspannungswerke. Schauen Sie sich in Ihrer Nachbarschaft danach um. Hochspannungsleitungen transportieren Starkstrom von den Kraftwerken zu den einzelnen Verteilungsstellen (gewöhnlich weithin sichtbar durch die riesigen Strommasten). Die elektromagnetischen Felder dieser Leitungen variieren stark. Es gibt keinen allgemein anerkannten Standard für einen »Sicherheitsabstand« zwischen einer solchen Leitung und Wohnhäusern. Manchmal sind noch zwei Milligauß in einer Entfernung von 100 Metern gemessen worden. Sollte Ihre Wohnung weiter als 100 Meter davon entfernt sein, besteht eine sehr geringe Gefahr, von elektromagnetischen Feldern betroffen zu sein; wohnen Sie jedoch in weniger als 100 Meter Entfernung von einer Hochspannungsleitung, ist es ratsam, den Wohnbereich auszutesten.

In den Verteileranlagen und Transformatoren wird der

Strom so umgespannt und herabgesetzt, daß er mit Niederspannung in die Verbraucherhaushalte kommt. Verteileranlagen erkennt man an der starken Umzäunung mit Maschendraht und den Hochspannungswarnsignalen. In Städten kann man sie oft nicht so gut erkennen, da sie zum Beispiel im Untergeschoß eines Bürogebäudes oder in einem Gebäude, das wie die übrigen Gebäude der Gegend aussieht, untergebracht sind. Kleinere Transformatoren sehen oft aus wie alte Blechdosen, die an einem Strommasten aufgehängt wurden. Wo die Stromversorgung unterirdisch verläuft, kann man die Transformatoren als kleine grüne schrankartige Gebilde erkennen, die, etwas größer als eine Waschmaschine, auf einem Betonblock stehen und mit einem Hochspannungszeichen versehen sind.

Was können wir gegen die Auswirkungen der Stromleitungen tun?
Wenn Sie den Verdacht haben, starken elektromagnetischen Feldern ausgesetzt zu sein, sind Ihre Stadtwerke vielleicht bereit, veraltete Systeme zu ersetzen, besonders, wenn sie zu Ihrem Haus führen. Oft ist es sowieso an der Zeit, alte Leitungen aufgrund normaler Abnutzungserscheinungen zu ersetzen.

Je mehr Sie jedoch von der Direktion der Stadtwerke fordern, desto schwerer werden Sie es bekommen. Vielleicht geht man so weit, die Elektromagnetfelder in Ihrer Wohnung zu messen, besonders, wenn sich ein Verteiler vor dem Schlafzimmerfenster Ihrer Kinder befinden sollte. Vielleicht wird sogar die Ausrüstung ersetzt, wenn die Messungen sehr hoch waren. Sollten Sie jedoch verlangen, daß der Standort des Verteilers verändert oder Hochspannungsleitungen verlegt werden sollen, ist das etwas völlig anderes. Die Stadtwerke haben viele Milliarden in diese Installationen investiert; außerdem befürchten sie, wenn sie solchen Forderungen nachgeben, daß mehr Forderungen und eventuell Anzeigen nachkommen könnten, daß ihre Kosten steigen und sie in Zukunft mehr Schwierigkeiten bekommen werden, wenn sie neue Leitungen und Verteilerstationen bauen wollen. In solchen Fällen ist es am besten, solche Forderungen von Verbraucherinitiativen oder über das Umweltministerium stellen zu lassen. Wenn Sie das Gefühl haben, daß Ihnen die von den Stadtwerken verursachten elektromagnetischen Felder schaden, tun Sie Ihre Meinung auf alle Fälle kund, bereiten Sie sich jedoch auch auf einen langen und schwierigen Kampf vor. Und tun Sie in der Zwischenzeit ein übriges, um zusätzliche Quellen zu Hause und bei der Arbeit zu verringern beziehungsweise zu eliminieren.

Auswirkungen der Stromverkabelung im Haushalt

Für die elektromagnetischen Felder der Stromkabel in Ihrer Wohnung gilt technisch dasselbe wie für die Stromleitungen außerhalb. Sollten Sie Hauseigentümer sein, haben Sie jedoch einen großen Vorteil: Die Ausstattung gehört Ihnen, und Sie können sie jederzeit ändern. (Natürlich ist es gleichzeitig auch ein Nachteil, da so etwas teuer werden kann.)
Verglichen mit den großen Stromleitungen sind die Ladungen der häuslichen Stromleitungen wahrscheinlich eher selten gleich verteilt, besonders in älteren Häusern. Elektriker versuchen zwar eine ausgewogene Verteilung herzustellen, wenn sie die Leitungen legen, doch können sich die Ergebnisse von Haus zu Haus sehr unterscheiden. Später vorgenommene Veränderungen, zum Beispiel eine zusätzlich eingebaute Steckdose oder Lampe, können das Gleichgewicht des ursprünglichen Netzes stören, besonders, wenn die Arbeiten nicht von einem ausgebildeten Elektriker vor-

genommen wurden. Nachlässiges Arbeiten beim Einbau kann die Elektromagnetfelder ebenfalls verstärken, wenn z.B. das Stromnetz an eine Rohrleitung – anstatt korrekt – geerdet ist, oder wenn ein Kabel schlecht isoliert ist. Ein Elektriker kann Ihre Stromleitungen testen und feststellen, ob die Ladungen gleich verteilt sind.

Stromleitungen zu Hause und im Büro sind oft phasenverschoben, selbst wenn sie ursprünglich phasengleich angelegt waren. Durch das Verlegen von Leitungen, zum Beispiel damit ein Licht von zwei verschiedenen Lichtschaltern bedient werden kann, kann eine Phasenverschiebung verursacht und die abgegebenen elektromagnetischen Felder drastisch erhöht werden.

In neueren Gebäuden bleiben die Stromleitungen phasengleich, da kommende und wegführende Leitungen in ein Kabel gewickelt sind und sich damit gegenseitig aufheben. Ein Elektriker ist in der Lage, eine phasenverschobene Stromleitung, die durch unprofessionelle Verbindungen oder Erdungen verursacht wurde, in Ordnung zu bringen. Um das Risiko, das durch unausgewogene Ladungen und Phasenverschiebungen entsteht, feststellen zu können, brauchen Sie nur die elektromagnetischen Felder in Ihrer Wohnung zu messen. Mit etwas Detektivarbeit werden Sie die wahrscheinlichsten Quellen hoher Elektromagnetfelder ausfindig machen. Hier ist eine Liste der häufigsten »Übeltäter«:

Unprofessionell installierte Leitungen. Wie bereits gesagt, kann ein Elektriker Fehler – wie eine schlampige Erdung oder eine unsachgemäße Installation – sofort entlarven. Vielleicht hat er sogar die Ausrüstung dabei, um elektromagnetische Felder zu messen. Manches können Sie auch selbst herausfinden. Prüfen Sie, wohin das Erdungskabel führt. Es sollte an einer Metallspitze befestigt sein, die direkt in den

Boden führt. Sollte es an einer Rohrleitung befestigt sein, könnte das gesamte Leitungssystem Ihres Hauses elektromagnetische Felder abstrahlen.

Später hinzugekommene Schalter oder Schaltungen könnten eine Phasenverschiebung ausgelöst haben. Wahrscheinliche Übeltäter sind beispielsweise Zusatzinstallationen, die eine Lichtquelle von verschiedenen Schaltern bedienen lassen oder unprofessionelle Installierungen weiterer Steckdosen oder Schalter.

Dimmer. Dimmer spielen bei der Erzeugung von elektromagnetischen Feldern eine große Rolle. Sie konvertieren Netzspannungshalbwellen zu elektromagnetischen Feldern. Je gedämpfter das Licht, desto stärker ist das hergestellte Feld. Es ist ziemlich einfach, Dimmerschalter durch normale Schalter zu ersetzen, wenn Sie das wollen (vergessen Sie nicht, zuerst die Sicherung abzustellen!). Sie können aber auch ganz einfach das Licht ganz hell stellen, um das elektromagnetische Feld möglichst gering zu halten.

Auswirkungen elektrischer Geräte

Viele elektrische Geräte verursachen bei Gebrauch starke Elektromagnetfelder. Einige können sogar ständige Felder erzeugen.

Heizdecken. Durch die Art, wie sie konstruiert und benützt werden, sind Heizdecken als mögliche Quelle von elektromagnetischen Feldern besonders in die Diskussion geraten. Über einen langen Zeitraum hinweg besteht enger Körperkontakt. Dadurch »bedecken« die Wärmespender uns mit einem ständigen elektromagnetischen Feld. Neben der Dauer ist auch die nächtliche Zeit – die Zeit der Melatoninproduktion unseres Körpers – ausschlaggebend.

Eine Untersuchung zeigt, daß die Art der Heizdecke eine Rolle bei der Auswirkung auf die Zirbeldrüse spielt. Konventionelle Decken wurden mit einer modernen Decke, die ihre Wärmeabstrahlung der Körpertemperatur anpaßt, verglichen. Die moderne Decke strahlte um bis zu 50 Prozent stärkere elektromagnetische Felder ab als die konventionellen Decken, außerdem schaltete sie sich pro Stunde etwa doppelt so oft aus und an. Konventionelle Decken hatten keinerlei Auswirkungen auf die Zirbeldrüse, während durch die moderne Heizdecke die Melatoninproduktion bedeutend gesenkt wurde. Vielleicht verursacht das häufige Aus- und Einschalten elektrische Ströme im Gewebe, die die Melatoninherstellung hemmen. Ein Vorschlag zur Senkung der elektromagnetischen Felder wäre, die Heizdecke nur zum Vorwärmen des Bettes zu benützen (elektromagnetische Felder bleiben nach Abschalten der Stromquelle nicht erhalten). Ein weiterer Vorschlag wäre, Ihre elektrische Heizdecke gegen eine Daunendecke einzutauschen; Sie sparen dabei sogar Stromkosten.

Elektrische Wecker. Auch elektrische Wecker können Elektromagnetfelder verursachen. Wie Heizdecken sind auch diese Wecker besonders in der Diskussion, da wir beim Schlafen viel Zeit in ihrer nächsten Nähe verbringen. Wenn zwischen Ihnen und einem solchen Wecker weniger als 30 cm Abstand sind, sollten Sie die Position der Uhr verändern oder sie durch einem Digitalwecker ersetzen. Digitaluhren stellen normalerweise sehr viel schwächere elektromagnetische Felder her.

Heizung von Wasserbetten. Elektrische Heizungen für Wasserbetten stellen das gleiche Problem wie Heizdecken dar, wobei die von ihnen produzierten elektromagnetischen Felder sehr viel schwächer sind. Auch hier sind Sie dem elektromagnetischen Feld während Ihres Schlafes ausgesetzt.

Beleuchtung. Leuchtstofflampen sind eine Quelle elektromagnetischer Felder, wenn auch ihre Intensität mit der Entfernung abnimmt. Halogenlampen enthalten einen kleinen Transformator, der schwächere Felder herstellt. Bei Glühbirnen sind sie am schwächsten; benützen Sie die, wenn Sie die Wahl haben.

Computermonitoren. Computermonitoren werden in der öffentlichen Diskussion oft mit elektromagnetischen Feldern in Zusammenhang gebracht. Wie jedoch aus obiger Tabelle ersichtlich ist, strahlen sie elektromagnetische Felder mit der gleichen oder einer geringeren Stärke als elektrische Schreibmaschinen ab. Dennoch wäre es klug, sich diesen Strahlungen so wenig wie möglich auszusetzen. Distanz zu halten ist die beste Abwehr, denn die Feldstärken nehmen mit der Entfernung ab. Meistens ist das stärkste Feld auch nicht direkt vor dem Schirm, sondern hinten und auf der rechten Seite (wo sich der Transformator befindet). Wenn Sie in einem überfüllten Büro arbeiten, sehen Sie sich um; vielleicht stehen Sie mehr unter dem Einflußbereich eines Monitors, der einem Mitarbeiter gehört, als unter Ihrem eigenen, selbst wenn sich dieser auf der anderen Seite einer Trennwand oder Bürowand befinden sollte. Wenn möglich, ändern Sie den Standort Ihres Stuhls, oder bitten Sie Ihren Nachbarn, die Position des Monitors zu verändern. Sollten Sie ein Laptop benützen, so haben Sie Glück; flache Bildschirme geben keine bemerkenswerten elektromagnetischen Felder ab.

Kopiergeräte und Drucker. Sowohl Kopiergeräte als auch Laserdrucker geben beim Drucken einer Seite kurzfristig ein starkes elektromagnetisches Feld ab. Wie bei den meisten dieser Felder nimmt die Feldstärke mit der Entfernung stark ab, halten Sie also Abstand. Wenn Sie viel kopieren, treten Sie etwas zurück, solange das Gerät kopiert. Sollte Ihr Laserdrucker ganz in Ihrer Nähe stehen, wäre es vorteilhaft, ihn neu zu plazieren.

Öffentliche Verkehrsmittel. Die meisten Züge und Untergrundbahnen fahren mit Drehstrom, der sehr viel schwächere elektromagnetische Felder als Wechselstrom abstrahlt. Allerdings können Züge auch elektrisch betriebene Geräte an Bord haben, die – laut einer amerikanischen Umweltschutzagentur – sehr intensive Felder auslösen können. Falls Sie ein Meßgerät besitzen, können Sie bei Ihrer nächsten Fahrt an verschiedenen Stellen des Zuges messen und Ihre zukünftigen Reisen entsprechend planen.
Sollten zum Beispiel die Sitze neben den Türen hohe Feldstärken aufzeigen, setzen Sie sich einfach auf andere Plätze.

Versteckte Quellen. Zusätzlich zu den oben genannten Quellen sollten Sie auch versteckte Quellen von elektromagnetischen Feldern in Betracht ziehen, mit denen Sie in Berührung kommen. Vergessen Sie nicht, daß sich Elektromagnetfelder mit Leichtigkeit durch Wände, Decken und Böden bewegen können, und denken Sie deshalb auch an Quellen, die Sie nicht sehen können, wie große Klimaanlagen. Arbeiten Sie direkt unter einer solchen Anlage (die sich oft unter dem Dach von großen Bürogebäuden befindet), könnte sich das elektromagnetische Feld auf Sie auswirken. Verteileranlagen befinden sich oft im Untergeschoß eines Gebäudes oder in der Nähe von elektrischen Ausstattungen wie Großcomputer. Falls Sie in einem Krankenhaus arbeiten, prüfen Sie, ob sich ein Scanner für Ultraschalldiagnostik oder Szintigraphie in Ihrer Nähe befindet, da auch diese Geräte starke Felder entwickeln. Wenn sich Ihr Büro neben der Küche Ihrer Firma befindet, könnten Sie von den Verkaufsautomaten (die oft Leuchtstoffröhren enthalten) elektromagnetische Felder abbekommen. Auch der Sicherungskasten, sei es zu Hause oder im Büro, ist von einem starken, jedoch begrenzten elektromagnetischen Feld umgeben. Wenn Ihr Sicherungskasten beispielsweise im Wohnzimmer direkt neben der Stelle ist, wo Ihr Lieblingsstuhl steht, sollten Sie sich daran machen, Ihre Möbel umzustellen.

Zeitweilig auftretende (intermittierende) Quellen

Um sich sowenig wie möglich den Elektromagnetfeldern der unterschiedlichen Geräte auszusetzen, reichen normalerweise kleine Veränderungen, wie zum Beispiel das Abstandnehmen beim Kopieren.

Wie die Tabelle auf Seite 173f. zeigt, gibt es viele Quellen, die keine beständigen Felder abstrahlen. Manche können Sie kontrollieren, andere nicht. Eine Leuchtstofflampe, die sich im Büro unter Ihnen befindet, löst ein elektromagnetisches Feld aus, das durch den Boden zu Ihnen dringt, allerdings können Sie dagegen nicht viel tun. Der untere Teil des Telephonhörers, in den Sie hineinsprechen, hat ein elektromagnetisches Feld, doch wenn Sie nicht alle Gespräche in direktem Kontakt abwickeln wollen, können Sie auch hier nicht viel tun.

Apparate wie elektrische Bleistiftspitzer und Frankiergeräte haben Motoren, die ebenfalls starke Felder auslösen. Ihre Intensität nimmt mit wachsender Entfernung jedoch schnell ab und hat bei zum Beispiel 0,5 Meter Entfernung nur minimale Auswirkungen. Betrachten Sie die Tabelle auf Seite 173f., um mögliche Quellen festzustellen und diese eventuell zu eliminieren oder reduzieren. (Nehmen Sie zum Beispiel den Bleistiftspitzer Ihrer Abteilung von Ihrem Schreibtisch, oder ersetzen Sie ihn durch einen manuellen Spitzer.)

Versuchen Sie besonders, kurze Energieimpulse in Ihrer

Nähe zu vermeiden, wie sie durch das An- oder Abstellen eines Geräts verursacht werden. Es entsteht damit eine große Schwankung innerhalb des Elektromagnetfeldes, so daß es wahrscheinlich besser ist, den Computer anzulassen, selbst wenn Sie Ihren Schreibtisch für eine Weile verlassen wollen.

Dieses Kapitel hat Ihnen eine kurze Übersicht über die Quellen und Gefahren der elektromagnetischen Felder gegeben. Ausführlicher können Sie sich darüber in Ihrer Verbraucherzentrale und Bibliothek informieren. Es ist wichtig zu wissen, daß Elektromagnetfelder die wichtigsten hemmenden Faktoren bei der Melatoninbildung sind. Je weniger solche Felder auf Sie einwirken können, desto besser schützen Sie die natürliche Melatoninproduktion Ihres Körpers.

13 Überprüfung des Medikamentenschranks

Die Zirbeldrüse sitzt am Schnittpunkt von Nervensystem, Immunsystem, Geschlechtsapparat und endokrinem System und hilft dabei, die vielschichtigen und komplexen Prozesse des täglichen Lebens zu dirigieren. Deshalb überrascht es auch nicht, daß Medikamente, mit denen wir Einfluß auf einen Teilaspekt dieses Systems nehmen wollen, oft auch die Funktion der Zirbeldrüse beeinflussen. Oft reagieren Medikamente direkt und indirekt auf Melatonin. Nicht alle diese Reaktionen sind schlecht. Melatonin kann zum Beispiel die Effizienz eines Medikaments steigern und somit dabei helfen, die Dosierung zu senken.

Da die Erforschung der Zirbeldrüse und des Melatonin noch relativ neu ist, beginnen wir jetzt erst zu verstehen, auf welche Weise Medikamente die Zirbeldrüse beeinflussen oder sich von ihr beeinflussen lassen. Die Chancen, daß wir darüber in den kommenden Monaten und Jahren mehr erfahren werden, sind gut, denn Melatonin hat wichtige Funktionen, wie unseren Biorhythmus zu erhalten und Infektionen, Krebs und schädigende Freie Radikale abzuwehren; außerdem verlangsamt es den Alterungsprozeß.

Alpha- und Betablocker

Die Medikamente, die den größten Einfluß auf die Melatoninproduktion haben, sind die Alpha- und Betablocker. Sie werden bei verschiedenen Erkrankungen eingesetzt, am häufigsten jedoch bei Herzerkrankungen und Bluthochdruck.

Alpha- und Betablocker können die Melatoninproduktion praktisch unterbinden, indem sie die Verbindung zwischen dem Auge und der Zirbeldrüse blockieren. Tatsächlich sind viele Nebenwirkungen dieser Medikamente den Auswirkungen eines veränderten Melatoninspiegels ähnlich, zum Beispiel Schlafstörungen, Stimmungsschwankungen, Desorientierung, Vergeßlichkeit, Müdigkeit und Sehprobleme.

Alpha- und Betablocker haben eine Wirkung auf die Rezeptoren einer Zelle. Sie werden sich noch von Kapitel 2 daran erinnern, daß Zellen durch chemische Botenstoffe, den Neurotransmittern, miteinander kommunizieren. Diese Botenstoffe passen genau auf bestimmte Rezeptoren einer Zelle, damit die richtige Botschaft auch zur richtigen Stelle gelangt. Sie können sich die Neurotransmitter bildlich als Schlüssel und die Rezeptoren als Schlüssellöcher vorstellen. Sobald der richtige Schlüssel ins Schloß paßt, kann der Motor anspringen.

Alpha- und Betarezeptoren sind eine Art Allgemeinschlösser, die es überall im ganzen Körper gibt, um bestimmte Prozesse zu überwachen. Beim Herzen helfen Betarezeptoren, die Frequenz und die Schlagkraft zu regulieren. Alpharezeptoren helfen den Blutgefäßen zu erkennen, wann sie sich erweitern bzw. kontrahieren sollen, um den Blutdruck den Gegebenheiten anzupassen.

Manchmal jedoch sind diese Rezeptoren zu empfindlich, oder die Neurotransmitter sind zu aktiv. Dann werden sogenannte »Blocker« benötigt. Diese Medikamente sind so strukturiert, daß sie in die Rezeptoren hineinpassen und dadurch die Neurotransmitter davon abhalten, den »Motor anspringen« zu lassen.

Um verstehen zu können, wie diese Medikamente die Zirbeldrüse beeinflussen, müssen wir rekapitulieren, wie die Zirbeldrüse hell und dunkel »wahrnimmt«. Sie erinnern sich, daß sich eine Botschaft von der Netzhaut des Auges entlang der komplexen Nervenbahnen bewegt und in der Zirbeldrüse ankommt.

Die Pinealozyten, die Zellen der Zirbeldrüse, die das Melatonin herstellen, enthalten sowohl Alpha- als auch Betarezeptoren. Diese Rezeptoren sind das letzte Glied zwischen der Melatoninproduktion und den Hell-Dunkel-Signalen der Augen. Sobald diese Signale das Ende der Nervenbahnen erreichen, setzen sie Neurotransmitter frei, die sich mit den Rezeptoren verbinden und die Melatoninproduktion einstellen.

Behandeln wir Herzerkrankungen, Bluthochdruck und andere Krankheiten mit Alpha- oder Betablockern, so erreichen diese auf dem Blutweg ebenfalls die Zirbeldrüse, wo

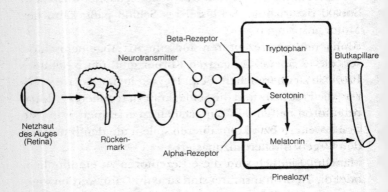

Alpha- und Betarezeptoren und die Produktion von Melatonin. Signale, die vom Auge kommen, stimulieren die Freisetzung von Neurotransmittern, die sich mit den Rezeptoren der Pinealozyten verbinden, um die Melatoninproduktion an- bzw. einzustellen.

sie die Rezeptoren blockieren, so daß sich die von den Hell-Dunkel-Signalen freigesetzten Neurotransmitter nicht mehr mit den Rezeptoren verbinden können. Das Resultat ist, daß die Melatoninproduktion zum größten Teil oder sogar ganz unterbrochen wird.

Die folgende Tabelle listet einige Alpha- und Betablocker auf. Falls Sie Medikamente gegen Bluthochdruck oder wegen einer Herzerkrankung einnehmen, fragen Sie Ihren Hausarzt, ob es sich um Alpha- oder Betablocker handelt.

Verbreitete Alpha- und Betablocker

Alphablocker
Heitrin® (Terazosin)
Minipress® (Prazosin)
Vasoklin® (Moxysylyt)
Tonopres® (Dihydroergotamin)
Priscol® (Tolazolin)

Betablocker
Lopressor® (Metoprolol)
Tenormin® (Atenolol)
Visken® (Pindolol)
Beloc® (Metoprolol)
Betapressin® (Penbutolol)
Dociton® (Propranolol)
Prent® (Acebutolol)
Sotalex® (Sotalol)

Alpha- und Betablocker
Dilatrend® (Carvedilol)
Selectol® (Celiprolol)

Sollten Sie eines dieser Medikamente einnehmen, dürfen Sie weder damit aufhören, noch die Dosierung ohne Rücksprache mit Ihrem behandelnden Arzt ändern. Bei Menschen mit Herzerkrankungen können diese Medikamente lebensnotwendig sein. Verändern Sie die Dosierung aus freien Stücken, können Sie schwere Herzschädigungen davontragen oder sogar sterben. Sprechen Sie immer zuerst mit Ihrem Arzt, bevor Sie eine Änderung vornehmen.

Betrachtet man jedoch die Tatsache, daß diese Medikamente die Melatoninproduktion hemmen, Melatonin aber auch dabei hilft, das Herz zu schützen, sollten Sie mit Ihrem Arzt die Möglichkeit einer ergänzenden Melatoninbehandlung durchsprechen (siehe Kapitel 15).

Sie können Ihren Arzt auch fragen, ob sich eventuell die Dosierung anders über den Tag verteilen läßt, damit beispielsweise die abendliche Dosis geringer ausfällt. Da Melatonin hauptsächlich nachts gebildet wird, könnte eine solche Umverteilung Ihnen helfen, wieder in Ihren individuellen Melatoninrhythmus zu kommen. Zusätzlich könnte Melatonin sogar viele Nebenwirkungen dieser Medikamente beseitigen oder vermindern.

Die »melatoninfreundlichen« Veränderungen Ihrer Lebensweise sind wichtig, können aber die durch Alpha- und Betablocker verursachte Blockierung der Rezeptoren für Hell-Dunkel-Signale in der Zirbeldrüse nicht aufheben.

Nichtsteroidale Antirheumatika

Eine weitere Gruppe von Medikamenten, die als »nichtsteroidale Antirheumatika« bekannt sind, kann ebenfalls Ihre Melatoninproduktion hemmen. Auf zwei alte Bekannte aus dieser Gruppe, Aspirin® und Amuno®, trifft dies besonders

zu. Da die meisten nichtsteroidalen Antirheumatika chemisch miteinander verwandt sind, gilt dasselbe mit großer Wahrscheinlichkeit auch für die übrigen Medikamente dieser Kategorie, wie zum Beispiel Brufen® und Proxen®.
Falls Sie nichtsteroidale Antirheumatika gegen Schmerzen nehmen, überlegen Sie sich, ob Sie nicht zu Anilinderivaten, also Präparaten mit Paracetamol, überwechseln wollen, beispielsweise Tylenol® oder Benuron®.
Diese Präparate haben eine andere chemische Struktur. Es gibt Hinweise darauf, daß sie die Melatoninproduktion nicht beeinflussen. Allerdings haben Anilinderivate keine entzündungshemmenden Eigenschaften und helfen nicht gegen Arthritis und andere entzündliche Krankheiten; gegen Schmerzen wirken sie so gut wie Aspirin. Wenn Sie nichtsteroidale Antirheumatika einnehmen, sollten Sie die zusätzliche Einnahme eines Melatoninpräparats erwägen (siehe Kapitel 15).

Andere Medikamente,
die die Melatoninbildung beeinflussen

Medikamente, die Schlaf- und Aktivitätszyklen beeinflussen

Stimulantien. Viele andere Medikamente können auf die Melatoninproduktion durch die Störung Ihrer natürlichen Körperrhythmen einwirken. Stimulantien von Koffein bis Amphetaminen beeinträchtigen Ihr Schlafmuster und greifen in die Melatoninproduktion ein. Eine Studie zeigt, daß Koffein sogar eine direkte Wirkung auf die Zirbeldrüse hat. In Kombination mit geringen Mengen des Betablockers Propranolol wurde die Melatoninproduktion bei Ratten total blockiert. Separat gegeben hatte keine der beiden Substanzen eine ähnliche Wirkung. Wenn Sie also Betablocker einnehmen, ist es besonders wichtig, auf alle koffeinhaltigen Nahrungsmittel und Getränke zu verzichten.

Sedativa. Beruhigungsmittel wie zum Beispiel Barbiturate, Schlaftabletten und Alkohol wirken sich ebenfalls störend aus. Selbst wenn sie Ihnen beim Einschlafen helfen, so bekommen Sie doch nicht die richtige Art von Schlaf. Einige dieser Wirkstoffe beeinflussen die REM-Phase (Traumphase) des Schlafs, die für eine gute Erholung wichtig ist. Das ist ein Grund dafür, warum Sie sich – obwohl Sie geschlafen haben – am nächsten Morgen nicht ausgeruht fühlen.

Benzodiazepin-Tranquilizer. Medikamente wie Valium® (Diazepam) und Librium® (Chlordiaxepoxid) sind chemisch eng mit Melatonin verwandt, was ihre angstlösenden und »hypnotischen« Eigenschaften erklären könnte. Diese Medikamente wirken auf viele Systeme, auf die auch Melatonin eine Wirkung hat, und ahmen wahrscheinlich dessen schlaffördernde Wirkung nach.

Tatsächlich haben Tierversuche ergeben, daß Melatonin die Wirkung von Benzodiazepinen verstärkt. In einem Test wurden Mäuse mit einer Kombination von Melatonin und einer kleinen Dosis Diazepam behandelt. Die Diazepammenge alleine reichte nicht aus, um ihr Verhalten in irgendeiner Weise zu beeinflussen; in Kombination mit Melatonin jedoch ergaben sich weittragende Auswirkungen.

Falls Sie Benzodiazepine einnehmen, haben die genannten Resultate für Sie eine praktische Bedeutung. Erstens können Sie durch die Erhöhung Ihrer Melatoninwerte (durch Veränderung Ihrer Lebensweise oder ergänzende Melatonineinnahmen) dieses stark wirksame Medikament reduzieren. Wenn Sie beispielsweise Ihre Aktivitäten mit dem Hell-

Dunkel-Zyklus in Einklang bringen können, werden Sie weniger schlaffördernde Medikamente benötigen. (Besprechen Sie jede Änderung zuerst mit Ihrem behandelnden Arzt!) Wenn Ihr Melatoninrhythmus sich mit der Zeit stabilisiert, werden Sie bemerken, daß Sie nur noch geringe Mengen des betreffenden Medikaments benötigen, die jedoch die gleiche therapeutische Wirkung haben. Wenn Sie Ihre Dosierung *nicht* reduzieren, können Ihre steigenden Melatoninwerte allmählich die Wirkung des Medikaments verstärken und eine Überdosierung hervorrufen. Falls Sie zu den Millionen von Menschen gehören, die regelmäßig Benzodiazepine nehmen, kann Melatonin dabei helfen, die Abhängigkeit zu überwinden. Diese Schlafmittel stören nicht nur die normalen Schlafmuster, sie unterbrechen auch den normalen Melatoninrhythmus. Diese Unterbrechung wiederum kann das Gefühl verstärken, daß Sie das Medikament brauchen. Mit anderen Worten: Der Grund, weswegen Sie Benzodiazepine zum Schlafen brauchen, ist das Medikament selbst, da es Ihren Schlaf stört.

Die Verbesserung Ihres natürlichen Melatoninrhythmus kann helfen, diesen Teufelskreis zu durchbrechen. Wenn Ihr Schlafzyklus wieder normal wird, sind Sie nicht mehr so abhängig von Benzodiazepinen oder anderen Schlafmitteln. Ihr Schlafzyklus wird sich immer weiter verbessern und die Notwendigkeit eines Schlafmittels vermindern. Wenn Sie Valium® oder andere Benzodiazepine regelmäßig nehmen (öfter als einmal pro Woche), sollten Sie die langsame Reduktion und Umstellung auf Ihren natürlichen Melatoninrhythmus unter ärztlicher Aufsicht durchführen.

Marihuana. Es gibt keine offiziellen Berichte über die Wirkung von Marihuana auf die Melatoninproduktion, aber es gibt Hinweise, daß es ähnlich wirkt wie Benzodiazepine. Darüber hinaus sind Marihuana und verwandte Stoffe (hauptsächlich Haschisch) dafür bekannt, daß sie das Immunsystem und die Geschlechtsorgane beeinflussen und Schlafstörungen verursachen. Dies alles deutet darauf hin, daß eine Verbindung zwischen der Anwendung von Marihuana und verminderten Melatoninwerten besteht.

Psychopharmaka. Nahezu alle Medikamente, die zur Behandlung psychischer Störungen und Erkrankungen verwendet werden, haben eine Auswirkung auf den Biorhythmus des Menschen. Manche, wie zum Beispiel Antidepressiva, können wieder zu einem natürlichen Rhythmus verhelfen, andere können den Organismus stark beeinträchtigen. Falls Sie selbst oder Ihre Angehörigen eines dieser Medikamente nehmen, fragen Sie Ihren Arzt, wie sich das betreffende Medikament auf Schlaf- und Aktivitätszyklen auswirkt, und versuchen Sie herauszufinden, ob Melatonin in dieser Situation hilfreich sein könnte.

Medikamente mit Wirkung auf das Immunsystem

Eine große Anzahl von Medikamenten wirkt sich auf das Immunsystem aus und beeinträchtigt damit zusätzlich die immunstärkenden Eigenschaften des Melatonin. Besonders Kortikosterone und manche Zytostatika haben einen schwächenden Effekt auf das Immunsystem. Wenn diese Medikamente das Melatonin auch nicht direkt beeinflussen, so erschweren sie doch die Ausübung seiner Funktion. Falls Sie solche Medikamente einnehmen, sollten Sie sich bei Ihrem Arzt nach ihrer immunschwächenden Wirkung erkundigen und die Möglichkeit besprechen, zusätzlich Melatonin einzunehmen, um Ihr Immunsystem zu stärken (siehe Kapitel 15).

Medikamente, die sich auf das endokrine System auswirken

Alle Medikamente, die auf das endokrine System einwirken, können den Biorhythmus und die Kommunikationssysteme Ihres Körpers stören. Solche Medikamente schließen Verhütungsmittel, Östrogenersatzstoffe, ACE-Hemmstoffe (eine Art Herzmedikament), Medikamente gegen Bluthochdruck, Schilddrüsen- und Antidiabetesmedikamente ein, um nur ein paar zu nennen.

Man kann nicht grundsätzlich sagen, auf welche Art und Weise diese Wirkstoffe auf Ihre natürlichen Körperrhythmen einwirken, und es gibt nur wenige Untersuchungen über ihre Auswirkungen auf die Zirbeldrüse. Wenn sich aber Schlafstörungen, Stimmungsschwankungen oder Müdigkeit als Nebenwirkungen eines Medikaments einstellen, besteht die Möglichkeit, daß dieses Medikament auch Melatoninwerte beeinflussen kann.

Wie wirkt Melatonin auf Medikamente?

Für alle bisher genannten Medikamente könnte die Straße zur Zirbeldrüse in beiden Richtungen befahrbar sein. Melatonin kann erwiesenermaßen die Wirkung einiger Medikamente verstärken; auf andere könnte es ähnlich wirken.

Falls Sie Medikamente einnehmen und nun beginnen, zusätzlich Melatoninpräparate zu nehmen, lassen Sie es Ihren Arzt wissen. Er oder sie möchte vielleicht die Wirkung Ihrer Therapie überwachen und die Dosierungen entsprechend angleichen.

Gleichermaßen können Sie mit den Strategien, die Ihren natürlichen Melatoninwert anheben, auch die Effizienz Ihrer Medikamente verstärken. Besprechen Sie mit Ihrem Arzt die Möglichkeit, Dosierungen versuchsweise zu senken, besonders bei den Indikationen, wo bereits gesichert ist, daß Melatonin positiv wirkt (beispielsweise wenn Sie Benzodiazepine, Antidepressiva, Östrogensubstitution nehmen müssen).

Serotonin-Reuptake-Hemmer

Wenn Sie Medikamente nehmen, die zur Gruppe der Serotonin-Reuptake-Hemmer gehören, also zur Behandlung von Angstzuständen und bestimmten anderen psychischen Störungen, sollten Sie keine Melatoninpräparate einnehmen. Durch die Verwandtschaft der beiden Stoffe könnten die Melatoninpräparate die Wirkung dieser Medikamente beeinflussen. Bekannte Namen dieser Medikamentengruppe sind Fluoxetin (Fluctin®), Fluvoxamin (Fevarin®) und Paroxetin (Seroxat®, Tagonis®); es kommen jedoch ständig neue Medikamente auf den Markt. Deshalb ist es grundsätzlich wichtig, Melatonineinnahmen mit Ihrem Arzt zu besprechen, falls Sie Medikamente gegen Stimmungsschwankungen, Angstzustände oder andere psychische Störungen einnehmen.

Empfehlungen

Damit durch Ihre Medikation und die eingenommenen Melatoninpräparate keine negative Wechselwirkung hervorgerufen wird, ist es wichtig, daß Sie folgende Punkte beachten:

1. Überprüfen Sie die Medikamente, die Sie regelmäßig nehmen, und befragen Sie Ihren Arzt oder Apotheker, wenn Sie nicht sicher sind, ob Sie nichtsteroidale Antirheumatika, Betablocker, Serotonin-Reuptake-Hemmer, Alphablocker, Benzodiazepine oder irgendwelche andere Medikamente, die eine Wechselwirkung mit Melatonin eingehen könnten, einnehmen. Falls Sie solche Medikamente nehmen, besprechen Sie mit Ihrem Arzt eine etwaige Umstellung auf andere Medikamente bzw. eine Änderung der Zeiten, zu denen Sie das betreffende Medikament einnehmen (zum Beispiel morgens statt abends).
2. Beobachten Sie sich auf Nebenwirkungen, die mit dem Melatoninspiegel zu tun haben können. Falls Sie Schlafprobleme haben, oft an Erkältungen leiden, wenn Sie sich müde und deprimiert fühlen, können melatoninverbrauchende Medikamente die Ursache dafür sein. Berichten Sie Ihrem Arzt über diese Probleme, vielleicht kann er ein anderes Medikament beziehungsweise eine andere Dosierung verordnen.
3. Vergessen Sie nicht die rezeptfreien und »versteckten« Medikamente, wie Aspirin, Grippemittel (viele enthalten Koffein), Nahrungsmittel und Getränke, die Koffein und Schokolade enthalten.

Sprechen Sie jede Änderung Ihrer Medikation zuerst mit Ihrem behandelnden Arzt ab. Doch durch die Verbesserung Ihres Melatoninspiegels können Sie einige negative Auswirkungen Ihrer Medikamente ausgleichen und manche sogar eventuell reduzieren.

14 Melatonin und die Folgen einer Zeitverschiebung

Als die Verbindung von Melatonin und Biorhythmus bekannt wurde, kam Wissenschaftlern der Gedanke, daß diese uralte Substanz auch für die Behandlung einer modernen Erscheinung nützlich sein könnte, nämlich der Verschiebung des Schlaf-wach-Rhythmus als Nebeneffekt von Fernflugreisen (und Schichtarbeit).

Diese Verschiebung wurde vor noch nicht allzu langer Zeit als bedauerliche, aber unvermeidbare Folge eines exotischen Lebenswandels betrachtet, die aber nur die kleine Welt des privilegierten Jet-Set betraf, der sich solche Reisen leisten konnte. Da die Auswirkungen auf diesen exklusiven Kreis beschränkt waren, wurden sie von der Medizin nicht als ein Problem aufgegriffen. Unter den Reisenden wurden sie eher als Statussymbol betrachtet, waren zwar etwas lästig, aber ein Teil des Preises, den sie für eine »moderne« Lebensweise zahlen mußten.

Doch da wir heutzutage in einer Welt des globalen Handels leben und Flugzeuge den Himmel füllen, erscheinen diese Nachwirkungen einer Fernreise nicht mehr ganz so exotisch. Mit der erhöhten Anzahl von Geschäftsreisenden rund um den Planeten wird klar, daß eine Verschiebung des Schlaf-wach-Rhythmus und seine Folgen mehr als nur eine medizinische Kuriosität sind. Die Auswirkungen dieser Verschiebung können für Tausende von Beschäftigten zu einer Gefahr werden. Sie mindern die Produktivität und tragen zu manchen Unfällen und Fehleinschätzungen bei. Man vermutet beispielsweise, daß viele Fehler, die Piloten unterlaufen, durch die Folgen von Zeitverschiebungen ausgelöst werden. Heute wissen wir auch, daß eine solche Zeitverschiebung – ebenso wie die Schichtarbeit – zu langfristigen gesundheitlichen Problemen wie Immunschwäche, Bluthochdruck und Herzkrankheit führen kann.

Vom physiologischen Standpunkt aus gesehen, besteht zwischen Schichtarbeit und der Verarbeitung einer durch Fernreisen erfolgten Zeitverschiebung nur ein geringer Unterschied. Beiden ist ein schneller Wechsel der natürlichen Körperrhythmen durch Vor- bzw. Zurückstellen der Zeit gemeinsam. Bis sich unser Körper angepaßt hat, stehen wir vor dem Problem, daß wir »funktionieren« wollen, während unser Körper anzeigt, es sei Zeit zum Schlafen, oder wir versuchen zu schlafen, während unser Körper eigentlich aktiv sein möchte. Diese Auswirkungen kann man nicht einfach durch mehr Schlaf überwinden; der Körper muß seine innere Uhr umstellen – ein Prozeß, der bis zu zwölf Tagen dauern kann, je nach Ausmaß der Zeitverschiebung. Für Menschen, die häufig reisen oder unregelmäßige Schichten arbeiten, ist das Problem noch komplexer, denn just in dem Moment, in dem sich der Körper auf den neuen Rhythmus eingestellt hat, ein Prozeß, der mehrere Tage in Anspruch nimmt, wechselt man entweder zurück in die alte Routine oder in einen vollständig neuen Rhythmus. Bei manchen Menschen folgen diese Wechsel zeitlich so dicht aufeinander, daß ihr Körper gar keine Chance mehr bekommt, wieder ins Gleichgewicht zu kommen.

Während der vergangenen Jahre wurde von Ärzten so manches versucht, um die Auswirkungen einer Zeitverschiebung zu behandeln. Bis heute sind diese Versuche mit nur wenig Erfolg gekrönt. Der beste Rat war und ist oft, seinem Körper einfach genügend Zeit für die Umstellung zu geben – eine sinnvolle Empfehlung, die jedoch praktisch nicht immer anwendbar ist.

Seit einiger Zeit ziehen Wissenschaftler der Melatoninforschung in Erwägung, daß Melatonin eine Möglichkeit zur Behandlung dieses Problems sein könnte. Neben ihrer praktischen Bedeutung vermitteln diese Forschungen einen ganz neuen Blickwinkel, aus dem Krankheit betrachtet werden kann. Gesundheitliche Probleme können unter dem Aspekt einer Störung des natürlichen Biorhythmus betrachtet werden. Diese Sichtweise nennt man »Chronobiologie«.

Ein Meilenstein in der Forschung auf diesem Feld war die Publikation von Dr. Alfred Lewy, Professor der Psychiatrie an der Universität von Oregon, in der dargelegt wurde, daß es möglich ist, die Nachwirkungen von Zeitverschiebungen sowohl mit Melatonin als auch mit Lichttherapie zu behandeln. Die Ergebnisse (die natürlich auch für Schichtarbeit gelten) haben praktische Bedeutung und sind darüber hinaus auch wesentlich, weil sie die Wichtigkeit des Melatoninrhythmus für unsere Gesundheit und unser Wohlergehen demonstrieren und Möglichkeiten aufzeigen, wie dieser Rhythmus unterstützt und verändert werden kann.

Folge dem Lauf der Sonne

Lewys Untersuchungen zeigen eine Reihe einfacher Strategien auf, mittels derer man seinen Biorhythmus an die veränderte Situation anpassen kann. Melatoninpräparate können zwar bei diesem Vorgang helfen, doch empfiehlt Dr. Lewy die Einnahme von Melatonin nicht – höchstens unter der Aufsicht eines Arztes –, da das Risiko groß ist, das Melatoninpräparat zur falschen Zeit zu nehmen und damit die innere Uhr noch mehr durcheinanderzubringen. Er bevorzugt eine weit einfachere Behandlungsweise, nämlich die Behandlung mit Tageslicht. Er behauptet, daß Licht sehr gut wirke und ein sehr viel kleineres Risiko birgt, die innere Uhr falsch zu polen.

In einer Untersuchung, die im *Psychopharmacology Bulletin* veröffentlicht wurde, geben Dr. Lewy und sein Koautor Dr. Serge Daan folgende Empfehlungen:

1. Stellen Sie anhand von Tageslicht Ihre innere Uhr um. Zur Anregung der Melatoninproduktion in der Zirbeldrüse brauchen Sie Lichtstärken von 1000 bis 2000 Lux. (Lux ist die Einheit für Lichtintensität, die zum einen von der Helligkeit der Quelle, zum anderen von der Entfernung der Lichtquelle abhängig ist.) Die Lichtintensität in Räumen beträgt normalerweise zwischen 200 und 500 Lux. Im Freien liegt sie an einem bewölkten Tag etwa bei 10 000 Lux, an einem sonnigen Tag beträgt sie 100 000 Lux.

2. Wenn Sie von Osten nach Westen reisen, versuchen Sie an den Tagen nach Ihrer Ankunft morgens so wenig wie möglich Licht auf sich einwirken zu lassen. Gehen Sie nach Möglichkeit erst am Nachmittag ans Tageslicht.
Dies gelingt jedoch nur, wenn Sie nicht mehr als sechs Zeitzonen zurückgelegt haben. Sind Sie zwischen sechs und zwölf Zeitzonen weit gereist, sollten Sie sich am *frühen* Nachmittag mit Tageslicht bescheinen lassen. Licht am späten Nachmittag würde Ihren Körper glauben machen, es sei Morgen und nicht Abend.
Falls Sie allerdings mehr als zwölf Zonen Richtung Westen reisen, also weiter als um den halben Globus, ist es vom Biorhythmus her gesehen dasselbe, wie wenn Sie nach Osten reisten. Das heißt, wenn Sie 16 Zonen nach

Westen reisen, ist es für Ihre innere Uhr so, als ob Sie acht Zonen nach Osten gereist wären. Deshalb ist es einfacher, Ihre Reisen in Richtung Westen, die sich über mehr als zwölf Zonen erstrecken, als Reise in den Osten zu betrachten (siehe nächster Schritt).

3. Bei Reisen in den Osten gilt einfach das Umgekehrte. Vermeiden Sie Sonnenlicht am Abend, und suchen Sie es am Morgen auf. Wenn Sie zwischen sechs und zwölf Zonen weit östlich reisen, sollten Sie nicht am frühen, sondern erst am späten Vormittag ins Freie gehen.

Gehen Sie am Ort der Ankunft wenn möglich zu Ihrer gewohnten Zeit zu Bett, und versuchen Sie, zur gewohnten Zeit aufzustehen. Sollten Sie weit nach Mitternacht, zum Beispiel um drei oder vier Uhr morgens erst am Zielort ankommen, ist es wahrscheinlich besser, erst am folgenden Abend schlafen zu gehen und in dieser Nacht aufzubleiben.

Erwarten Sie nicht schon am ersten Tag eine vollständige Umstellung. Selbst mit diesen Hilfsmitteln wird Ihr Körper einige Tage benötigen, bis er sich umgestellt hat.

Sind Sie jetzt vollends verwirrt? Wenn Sie nicht weiter als sechs Zeitzonen weit fliegen, brauchen Sie sich nur das eine zu merken: Folgen Sie dem Lauf der Sonne. Die Sonne geht morgens im Osten auf und abends im Westen unter. Wenn Sie also ostwärts fliegen, sollten Sie Ihr Tageslicht morgens tanken; fliegen Sie westwärts, dann gehen Sie abends ins Freie.

Oder halten Sie sich an folgende Aufstellung:

Reiserichtung:	Licht tanken am Zielort:	Licht vermeiden am Zielort:
westlich		
2 Zeitzonen	2 Stunden vor Sonnenuntergang	morgens
3 Zeitzonen	3 Stunden vor Sonnenuntergang	morgens
4 Zeitzonen	4 Stunden vor Sonnenuntergang	morgens
usw.	bis maximal 6 Stunden im Licht	
östlich		
2 bis 6 Zonen	bei Sonnenaufgang	Abend der Ankunft
7 Zeitzonen	1 Stunde nach Sonnenaufgang	Abend der Ankunft
8 Zeitzonen	2 Stunden nach Sonnenaufgang	Abend der Ankunft
9 Zeitzonen	3 Stunden nach Sonnenaufgang	Abend der Ankunft
usw.	… und weiter den ganzen Tag	

Melatoninpräparate haben ähnliche Auswirkungen, sind laut Dr. Lewy aber sehr vom korrekten Timing der Einnahmen abhängig. Sie sollten dies auf alle Fälle mit Ihrem Arzt besprechen.

Wenn Sie die Wahl haben, ist es natürlich am besten, Sie planen eine »melatoninfreundliche« Route und verbringen jeweils mehrere Tage in einer Zeitzone, anstatt häufig hin und her zu reisen.

Schichtarbeit

Die gleichen Strategien gelten für die Schichtarbeit, allerdings sind sie einfacher im Gedächtnis zu behalten: Versuchen Sie zu Beginn Ihrer Wachpause Tageslicht zu bekommen, und vermeiden Sie Tageslicht, bevor Sie zu Bett gehen. Wenn Sie sich beispielsweise um 10 Uhr morgens schlafen legen, sollten Sie sich nicht vorher in die Sonne setzen, sondern statt dessen am Abend, wenn Ihre Wachphase beginnt, noch etwas Tageslicht genießen. Gleichermaßen sollten auch die Melatoninpräparate kurz vor dem Zubettgehen eingenommen werden, unabhängig davon, wann dieser Zeitpunkt ist. In Kapitel 9 können Sie nachlesen, anhand welcher Möglichkeiten Sie Ihre innere Uhr umzustellen vermögen.

15 Die Einnahme von Melatoninpräparaten

Zweifelsohne ist das beste Melatonin das selbsterzeugte, das Ihr Körper selbst herstellt. In den vorausgegangenen Kapiteln haben wir uns mit verschiedenen Möglichkeiten, die Bildung unseres eigenen Melatonins zu fördern, zu unterstützen und seine Rhythmen in unseren Lebenslauf zu integrieren, auseinandergesetzt.
Allerdings läuft jede Uhr, egal wie gut sie läuft, irgendwann einmal ab. Und auch unsere natürlichen Melatoninquellen versiegen mit zunehmendem Alter. Wie Sie aus Kapitel 1 vielleicht noch wissen, hat jede Spezies ihr eigenes Tempo, mit dem sie altert. Indem wir unseren natürlichen Melatoninrhythmus beachten, können wir ein vorzeitiges Altern und damit auch das frühe Auftreten von altersbedingten Krankheiten vermeiden. Kurz, wir können länger gesund bleiben. Doch was unsere genetisch festgelegte Lebenserwartung betrifft – hier garantiert die Natur keine Verlängerung.
Und dennoch, wie wir festgestellt haben, hat die Natur nicht immer das letzte Wort. Bei Versuchen mit Labortieren hat sich bereits gezeigt, daß das genetisch programmierte Höchstalter durch zusätzliche Melatoninpräparate, die den abnehmenden natürlichen Melatoninspiegel ausgleichen, übertroffen werden kann.
Für eine Substanz, die unser Denken über tiefgründige philosophische Fragen wie Altern und Krankheit so nachhaltig verändern kann, ist Melatonin ein ziemlich anspruchsloser Stoff. In den USA gibt es das Hormon mittler-

weile in vielen Naturkostläden zu kaufen. (Anm. d. Übers.: In Deutschland scheiterte der Vertrieb bis jetzt noch an Patentproblemen, da die Pharmaindustrie angeblich bis jetzt die Kosten für die Zulassungsprozedur scheute. Da das Mittel natürlichen Ursprungs ist, können nach einer Zulassung nicht nur Apotheken, sondern alle Interessierten Melatonin verkaufen.)
Wenn Sie am Abend eine Kapsel Melatonin einnehmen, werden Sie vielleicht feststellen, daß Sie sich etwas müder als normal fühlen. Vielleicht träumen Sie mehr als sonst. Vielleicht bemerken Sie überhaupt keine Veränderung. Und dennoch, falls sich die Ergebnisse aus den Tierversuchen auf Menschen übertragen lassen, könnte dies Ihre Lebenserwartung um mehrere Jahrzehnte erhöhen. Das ist der Grund, warum heute so viele Menschen (unter anderem auch viele, die in der Melatoninforschung tätig sind) Melatoninpräparate einnehmen.
Das ist die eine. Schauen wir die Sache aus einer anderen Perspektive an, so wissen wir nicht, ob Melatonin die Lebensdauer bei Menschen in gleicher Weise verlängert wie bei Labormäusen. Menschen sind auf der Erde die Säuger mit der höchsten Lebenserwartung, und vielleicht ist es selbst mit der Hilfe von Melatonin nicht möglich, sehr viel mehr als das, was mit der traditionellen Medizin bis jetzt erreicht wurde, zu bewirken. (Selbst Experimente mit Labortieren lassen ahnen, daß es eine Grenze gibt, über die hinaus keine Lebensverlängerung mehr möglich ist.)
Außerdem wissen wir noch nicht, ob die langfristige Einnahme von Melatonin Nebenwirkungen hervorruft. Bis jetzt deutet alles darauf hin, daß keine Nebeneffekte zu befürchten sind. Weder Versuchstiere noch -personen bekamen durch die Präparate Symptome für toxische Wirkungen, unabhängig von der Höhe der Gaben. Das ist bemerkens-

wert, wenn man daran denkt, daß selbst Medikamente wie Aspirin® oder Zantac® Nebenwirkungen haben. Es besteht natürlich trotz allem die Möglichkeit, daß sich irgendwann einmal unvorhergesehene Nebenwirkungen zeigen.
In manchen Fällen, wie z.B. bei den Auswirkungen einer Zeitverschiebung durch Reisen oder Schichtarbeit, ist die Gabe von Melatonin in den Vereinigten Staaten bereits eine erprobte und verbreitete Behandlungsmethode. Auf die wichtige Frage, ob Melatonin sowohl unser Leben verlängern, als auch die körperlichen Veränderungen des Alterns vermeiden können wird, gibt es noch keine Antwort. Es gibt zwar vielversprechende Anzeichen, jedoch noch keine Beweise.

Eine solche Frage könnte nur durch die Untersuchung von Gesundheit und Lebensdauer einer großen Anzahl von Menschen, die Melatonin über Jahre hinweg einnehmen, definitiv beantwortet werden. Durch den Vergleich mit einer identischen Gruppe, die keine Melatoninpräparate nimmt, könnten wir tatsächlich erfahren, ob Melatonin das Altern verzögert und das menschliche Leben verlängert. Eine solche Untersuchung wird es aber leider wegen der daraus entstehenden großen logistischen Probleme niemals geben.

Möglichkeiten

Für die meisten von uns würden diese Resultate ohnehin zu spät kommen, um für uns noch als Entscheidungshilfe dienen zu können.
Letztendlich ist es eine persönliche Entscheidung, die auf Ihrer Beurteilung der möglichen Vorteile und Risiken beruht. Es besteht die Möglichkeit, Melatoninpräparate über

einen kürzeren Zeitraum zu nehmen, und zu beobachten, ob sich an Ihrer Gesundheit und an Ihrem Lebensgefühl etwas geändert hat.

Es gibt drei verschiedene Wege: Sie können durch Veränderungen an Ihren Gewohnheiten und Ihrer Lebensweise die natürliche Melatoninproduktion Ihres Körpers fördern. Oder Sie nehmen täglich Melatoninpräparate ein, um das körpereigene Melatonin zu ergänzen. Oder Sie können zusätzliche Melatoninpräparate zu Zeiten einnehmen, in denen die Gefahr, selbst nicht genügend Melatonin bilden zu können, groß ist.

Wann brauche ich zusätzliche Melatoninpräparate?

Die Höhe Ihres Melatoninspiegels kann nur durch eine Blutuntersuchung bestimmt werden, die von Ihrem Hausarzt allerdings noch nicht durchgeführt werden kann. Für Forschungszwecke wurde das Blut meist in zweistündlichen Abständen kontrolliert, da die Höhe des Melatoninspiegels sich im Laufe eines Tages ja bekanntlich verändert. Dies ist jedoch außerhalb der Labors nicht besonders praktisch (und wird auch im Labor nicht sehr unterhaltsam sein).

Ohne diesen definitiven Test ist es am besten, man beobachtet etwaige Symptome, um über eine zusätzliche Melatonineinnahme entscheiden zu können. Wenn Sie immer müde sind, Schlafschwierigkeiten haben, nicht genügend Sonnenlicht abbekommen, könnten Sie an einem Melatoninmangel leiden. Vielleicht wollen Sie sich noch einmal mit dem Fragebogen auf den Seiten 95–97 befassen, um zu überprüfen, ob Sie wirklich einen »melatoninfreundlichen« Lebensstil führen.

Risikofaktoren für einen Melatoninmangel	Symptome eines Melatoninmangels
Altern	chronische Krankheit
Umweltverschmutzung	Konzentrationsstörungen
UV-Strahlen, andere Quellen	häufige Erkältungen und
Freie Radikale	Virusinfektionen
sehr anstrengende	Gedächtnisschwäche
körperliche Betätigung	Stimmungsschwankungen
zu wenig Tageslicht	Symptome einer Zeit-
bestimmte Medikamente	verschiebung
Schichtarbeit	Schlafstörungen
häufiges Reisen	unerklärbare Veränderungen
Rauchen	des Schlaf-wach-Rhythmus

Tägliche Einnahme von Melatoninpräparaten

Wenn Sie sich für die regelmäßige Einnahme von Melatoninpräparaten entschieden haben, vergessen Sie bitte nicht, daß dies nur ein Teil des Ganzen ist. Setzen Sie die Präparate ein, um Ihr körpereigenes Melatonin zu ergänzen, nicht, um es zu ersetzen. Ihr natürlicher Melatoninrhythmus, das »Metronom« Ihrer Biorhythmen, kann nicht vollständig durch Medikamente ersetzt werden. Um diesen grundlegenden Rhythmus zu stärken und zu unterstützen, wäre es empfehlenswert, einige der bereits diskutierten Veränderungen einzuführen.

Die meisten Melatoninpräparate, die heute im Handel erhältlich sind, enthalten synthetisch hergestelltes Melatonin. Es ist in seinem chemischen Aufbau identisch mit natürlichem Melatonin; der einzige Unterschied besteht darin, daß es im Labor hergestellt wird. Das natürliche Melatonin wird aus tierischen Zirbeldrüsen gewonnen, ein schwieriger und teurer Vorgang, da die Zirbeldrüse ja nur winzige Mengen herstellt. Synthetisches Melatonin hat neben dem Kostenfaktor auch einen weiteren Vorteil: Es ist eine größere Qualitätskontrolle möglich, da es frei von Unreinheiten und seine Wirkkraft standardisiert ist. Melatonin wird fast ausschließlich in Europa hergestellt. Es wird aus Bohnen gewonnen und sieht weiß aus. Daher ist die Farbe ein guter Indikator für seine Reinheit, dunkle Präparate könnten auch Kombinationspräparate sein.

Melatoninpräparate gibt es hauptsächlich in Kapselform. Jede Kapsel enthält normalerweise 1–3 Milligramm. Eine Packung enthält die Menge für einen oder mehrere Monate. Wenn ich Melatonin verschreibe, beginne ich normalerweise bei einer Dosis von 2–3 Milligramm und erhöhe die Dosierung langsam, wenn nötig. Da dieses Melatonin aus Pflanzen hergestellt wird, können es auch Vegetarier einnehmen. Das Melatonin in einer solchen Kapsel nimmt nur wenig Raum ein, deshalb enthalten die Kapseln zusätzlich natürliche Füllstoffe, die aber keine Wirkstoffe sind (damit sie einfacher zu handhaben sind). Manche Präparate enthalten eine Kombination von synthetischem und natürlichem Melatonin. Die typische Dosierung bei diesen Präparaten ist anscheinend sehr viel höher, etwa bei 500 Milligramm täglich. Die tatsächliche Menge an Melatonin, die aus diesen Präparaten für den Körper verwertbar ist, ist jedoch sehr viel geringer.

Timing. Es ist wichtig, daß Sie das Präparat zur richtigen Zeit einnehmen. Mit zunehmendem Alter macht die Melatoninproduktion in der Zirbeldrüse eine sehr spezifische Wandlung durch. Sowohl die Menge als auch die Dauer der Ausschüttung pro Nacht nimmt ab. Das Ziel einer Melato-

ninsubstitution ist, den Melatoninrhythmus aus jungen Jahren weiterzuführen. Deshalb ist das Timing sehr wichtig.
Früheren Empfehlungen zufolge sollte Melatonin eine halbe Stunde vor dem Zubettgehen eingenommen werden. Wie einzelne Menschen darauf reagieren, ist ganz unterschiedlich. Neuerdings empfehlen Ernährungsexperten, Melatonin ein bis zwei Stunden vor dem Schlafengehen zu nehmen, damit es genügend Zeit hat, sich im Körper zu verteilen. Wenn Sie allerdings bemerken, daß Sie dadurch sehr schläfrig werden, können Sie auch bis direkt vor dem Zubettgehen warten, bevor Sie das Präparat nehmen.
In jedem Fall ist es wichtig, Melatonin nach Einbruch der Dunkelheit und bevor Sie zu Bett gehen einzunehmen. Dadurch wird Ihre natürliche Melatoninspitze zusätzlich angehoben. (Eine »Retard«-Form, die die ganze Nacht über gleichmäßig Melatonin abgibt, wäre natürlich ideal. Diese Möglichkeit wird gerade untersucht, ist jedoch im Handel noch nicht erhältlich.)
Wenn Sie einmal eine Dosis vergessen sollten, warten Sie einfach bis zum folgenden Abend. Versuchen Sie nicht, die Dosis am nächsten Morgen nachzuholen, da Sie keinen Nutzen davontragen werden, sondern höchstens müde werden und Ihren Biorhythmus durcheinanderbringen.
Welche Dosis ist die richtige? Darauf gibt es keine definitive Antwort. 2–3 Milligramm reichen aus, um einen Blutspiegel, wie ihn junge Menschen haben, zu erzielen und keine Nebenwirkungen zu verursachen. Höhere Dosierungen könnten Sie müde machen – kein allzu großer Nachteil, da Sie ja ohnehin ins Bett gehen. Es sind keine gesundheitlichen Probleme bekannt, die durch zu hohe Melatonindosen verursacht wurden. Bei manchen Studien wurden Dosierungen zwischen 40 und 80 Milligramm gegeben und keine Nebenwirkungen festgestellt. Allerdings bringen ho-

he Dosen für die meisten Menschen auch keinen zusätzlichen Bonus. Menschen, deren Melatoninspiegel extrem niedrig ist – wie zum Beispiel bei Menschen, die älter als 70 Jahre sind, oder Menschen mit Alzheimer-Krankheit – kann eine höhere Dosierung angemessen sein. Da sich zwei stündliche Bluttests rund um die Uhr, abgesehen von Forschungszwecken, kaum durchführen lassen, muß Ihr Arzt die für Sie angemessene Dosierung abschätzen.

Eine andere Methode: Melatoninpräparate nach Bedarf

Diese Strategie schlägt einen Mittelweg ein, indem sie einerseits auf die Unterstützung der natürlichen Melatoninproduktion baut, andererseits in bestimmten oder ungewöhnlichen Situationen ein Melatoninpräparat einsetzt. Wenn Sie sich für diese Methode entscheiden, können Sie den vorausgegangenen Richtlinien zu *Timing* und *Dosierung* folgen (Ausnahmen werden weiter unten erwähnt). Da der Einsatz von Melatoninpräparaten zur Erleichterung bestimmter Situationen relativ neu ist, gibt es noch keine genauen Angaben zur Dosierung; eine Dosis von 2–3 Milligramm gilt jedoch allgemein als sicher und effizient.
Es folgt eine Liste von besonderen Situationen, in denen Sie vielleicht zusätzliche Melatoninpräparate einnehmen möchten oder, im Fall einer regelmäßigen Einnahme, Ihre Dosierung erhöhen möchten. Natürlich können Sie auch Schritte unternehmen, um in solchen Fällen Ihre *natürliche* Melatoninproduktion zu erhöhen.
Reisen. Viele Ärzte empfehlen heute schon Melatoninpräparate, um die Auswirkungen der Zeitverschiebung nach Reisen zu mildern. Melatonin könnte durch seine Stärkung der Körperabwehr auch noch einen zusätzlichen Bonus für Rei-

sende haben, da man unterwegs oft mit neuen und unbekannten Erregern in Berührung kommt. Die Luft im Flugzeug ist durch die vielen unterschiedlichen Menschen auf engstem Raum voller Bakterien; auch wird die Luft während des Fluges ständig umgewälzt.

Melatoninpräparate können Ihrem Körper dabei helfen, diese unerwünschten »Eindringlinge« abzuwehren. Sie helfen auch dabei, den immundepressiven Effekt des Reisestresses abzuschwächen. Melatoninpräparate können zum Beispiel, wenn sie in den Tagen oder Wochen vor der Reise genommen werden, eine Erkältung verhüten.

Schichtwechsel und Störungen des Alltagsrhythmus. Der Einsatz von Melatoninpräparaten bei Schichtarbeitern während der Umgewöhnung an einen anderen Rhythmus wurde sehr intensiv erforscht. Nehmen Sie Melatonin, bevor Sie sich schlafen legen, um Ihren Biorhythmus umzustellen. Achten Sie gleichzeitig darauf, sich zur richtigen Zeit im Tageslicht aufzuhalten (siehe Kapitel 9), besonders während der Umstellungsphase.

Sie erinnern sich daran, daß Sie Ihre innere Uhr täglich nur um ein paar Stunden verstellen können. Versuchen Sie deshalb, den Übergang so sanft wie möglich zu gestalten. Verschieben Sie Ihre Schlafenszeit täglich – über vier oder fünf Tage – um zwei Stunden. Wenn Sie versuchen, die Umstellung auf einmal zu bewerkstelligen, läuft Ihr Biorhythmus nicht mehr parallel zu Ihrem Melatoninrhythmus und die Umstellung wird sich wahrscheinlich schwieriger gestalten – und so oder so einige Tage dauern.

Auch wenn Sie nicht in Schichten arbeiten, können Sie Melatoninpräparate einsetzen, wenn Sie wissen, daß Ihr Stundenplan durcheinander kommen wird. Liegen Sie zum Beispiel normalerweise um zehn Uhr abends im Bett, müssen aber heute lang arbeiten oder gehen auf eine Party, dann sollten Sie Ihr Melatoninpräparat trotzdem um halb zehn nehmen. Vielleicht wird Sie das auf der Party ein bißchen müde machen, aber Ihr Biorhythmus bleibt erhalten, und Sie werden sich wahrscheinlich am folgenden Tag ausgeruht fühlen, obwohl Sie weniger Schlaf hatten.

Schlaflosigkeit. Vielleicht möchten Sie Melatoninpräparate einnehmen, weil Sie manchmal Schwierigkeiten mit dem Einschlafen haben. Ein Bericht, der 1994 im *New England Journal of Medicine* veröffentlicht wurde, bestätigte, daß Melatoninpräparate beim Einschlafen helfen: Freiwillige Testpersonen sollten mitten am Tag in einem abgedunkelten Raum versuchen einzuschlafen. Diejenigen, die Melatonin bekommen hatten, schliefen nach durchschnittlich fünf bis sechs Minuten, im Gegensatz zu den anderen, die ein Plazebo bekommen hatten und im Schnitt eine halbe Stunde zum Einschlafen brauchten. Diese Studie untersuchte nicht, ob die Auswirkungen dieselben sind, wenn Melatonin vor dem Zubettgehen eingenommen wird anstatt mitten am Tag, doch es gibt genügend Beweise, daß Melatonin körperliche Veränderungen (wie zum Beispiel die Senkung der Körpertemperatur) auslöst, die den Körper für den Schlaf vorbereiten.

Streß. Wenn Sie unter starkem Streß stehen, kann ein Melatoninpräparat dazu beitragen, ernsthafte Probleme zu vermeiden. Wie wir in vorausgegangenen Kapiteln bereits sahen, kann Melatonin das Immunsystem und das kardiovaskuläre System vor den Auswirkungen der Kortikosterone schützen, die von der Nebennierenrinde zu Zeiten großen Stresses ausgeschüttet werden. Wenn Sie unter verstärktem Streß stehen, beispielsweise durch eine ablaufende Frist, ein neugeborenes Baby usw. hilft Ihnen Melatonin, diese Phase besser zu überstehen.

Medikamente. Wenn Sie Medikamente einnehmen, die sich

auf Ihre natürliche Melatoninproduktion auswirken (siehe Kapitel 13), können Melatoninpräparate die fehlende Melatoninmenge ersetzen. Dies kann die Nebenwirkungen dieser Medikamente verringern (wie etwa die von Betablockern verursachte Schlaflosigkeit) und dabei helfen, Komplikationen zu vermeiden.

Infektionen. Während der Erkältungs- und Grippesaison kann Melatonin Ihre Abwehr stärken und Sie möglicherweise vor einer Ansteckung mit Erregern, die gerade die Runde machen, bewahren. Auch wenn Ihr Immunsystem aus anderen Gründen beeinträchtigt ist (etwa durch Corticosteroide) oder die Konfrontation mit einer ungewöhnlichen Dichte von Erregern (sollten Sie zum Beispiel im Krankenhaus arbeiten), kann Ihnen Melatonin dabei helfen, im Gleis zu bleiben.

Röntgenstrahlen. Röntgenstrahlen und andere intensive Strahlungen verursachen eine große Menge an Freien Radikalen. Wenn Sie sich röntgen lassen müssen, kann eine Gabe Melatonin im Vorfeld die betroffenen Zellen vor Freien Radikalen schützen helfen. (Das ist eine Situation, in der es sinnvoll ist, Melatonin am Tag einzunehmen.) Nehmen Sie es etwa eine halbe Stunde vor Ihrem Termin, so daß der Melatoninspiegel im Blut hoch ist, während Sie in Kontakt mit den Strahlen kommen. (Sie können auch andere Antioxidantien wie Vitamin A, C und E nehmen, um Ihren Schutz zu verstärken.)

Giftstoffe. Auch wenn Sie mit giftigen Chemikalien in Berührung kommen – wie Pestizide oder Bleichmittel –, können Freie Radikale in Ihrem Körper entstehen. Wenn Sie mit oder in der Nähe solcher Chemikalien arbeiten, können Melatoninpräparate helfen, möglichen Schaden zu vermeiden.

Elektrosmog. Wenn Sie viel und oft Elektrosmog ausgesetzt

sind, täte es Ihnen wahrscheinlich gut, Melatoninpräparate einzunehmen. Wie wir gesehen haben, sind viele (wenn nicht sogar alle) von Elektrosmog ausgelösten gesundheitlichen Schäden auf die Unterdrückung der natürlichen Melatoninproduktion zurückzuführen. Sollten sich die elektromagnetischen Felder, denen Sie am Arbeitsplatz, in der Schule oder zu Hause ausgesetzt sind, nicht reduzieren oder ausräumen lassen, können Melatoninpräparate diese Auswirkungen mildern.

Sportliche Betätigung. Sportliche Betätigung und das Trainieren mit Gewichten erzeugen Freie Radikale als Nebenprodukt der Muskelarbeit. Außerdem gibt es Hinweise darauf, daß ein Mangel an Körperfett die Hormone beeinflußt und etwa die Unterbrechung des Menstruationszyklus bei Athletinnen verursachen kann, wenn sie sehr intensiv trainieren. Melatonin wirkt gegen Freie Radikale und kann dazu beitragen, ein normales hormonelles Funktionieren aufrechtzuerhalten. Überlegen Sie besonders in Phasen sehr intensiven Trainings die Einnahme von Melatoninpräparaten, beispielsweise wenn Sie für einen Marathonlauf trainieren. (Seien Sie aber beim Timing vorsichtig, und nehmen Sie das Melatonin immer abends ein, auch wenn Sie morgens trainieren, es könnte Sie sonst müde machen.)

Sonnenbrand. Ein Sonnenbrand setzt Freie Radikale aus zerstörten Zellen der tieferen Hautschichten frei. Wenn Sie zu lange in der Sonne gelegen haben, kann ein Melatoninpräparat Ihre Haut gegen weitere Verbrennungen schützen und die Heilung der Verbrennung fördern.

Andere Verletzungen. Alle Verletzungen wie Verbrennungen, Abschürfungen und Knochenbrüche erzeugen Freie Radikale. Wenn Sie sich gerade von einer Verletzung erholen, könnte ein Melatoninpräparat den durch Freie Radikale verursachten Schaden reduzieren und die Heilung fördern.

16 Die Zukunft der Melatoninforschung

Bereits heute schon haben die neuen Entdeckungen über Melatonin unser Verständnis darüber, wie der menschliche Körper sich reguliert und erneuert, sehr verändert. Und die Forschung hat erst begonnen. Je mehr die Wissenschaftler über die weitgreifenden Wirkungen des Melatonins erfahren, desto mehr Möglichkeiten und Wege werden sich auftun, Melatonin zur Verhütung und Behandlung von Krankheiten einzusetzen.
In diesem Kapitel nehmen wir eine Reihe von Krankheiten unter die Lupe, für die Melatonin eine neue Behandlungsmöglichkeit sein könnte. Viele dieser Möglichkeiten werden noch untersucht, andere zeigen vielleicht, wie wir schon heute damit beginnen können, Melatonin zur Erhaltung unserer Gesundheit einzusetzen.

Gegen Gefahren der Umwelt

Melatoninpräparate können uns helfen, unseren Körper gegen Schädigungen durch Toxine und umweltbedingte Gefahren zu schützen.
Bei Versuchen an Tieren konnte Melatonin die Leber gegen alkoholbedingte Zirrhose schützen; Körperabwehrzellen wurden vor einer Schädigung durch Zytostatika und Lungen vor Schäden durch Pestizide bewahrt. Bei Labortieren verhütete Melatonin einen grauen Star, der durch UV-Strahlen verursacht wird. Alle diese Gesundheitsschäden

stehen in Zusammenhang mit einer durch Freie Radikale verursachten Zellschädigung.

Melatonin als Medikament

Aus einer ganzen Reihe von Gründen ist der Gedanke interessant, Melatonin als Medikament zu nützen. Der wichtigste: Melatonin wirkt nicht toxisch. Es gibt keine Dosierung, die tödlich ist. In Laborexperimenten hatten selbst sehr hohe Gaben keine schädigenden Auswirkungen. Außerdem ist es eine natürliche Substanz, die in allen Pflanzen und Tieren vorkommt. Ein weiterer Vorteil: Es ist billig.

Schlafstörungen

Da das Melatonin unseren Schlaf-wach-Rhythmus bestimmt, kommt es nicht überraschend, daß Melatonin am häufigsten als natürliche und ungefährliche Schlaftablette verwendet wird. Viele Menschen nehmen abends ein Melatoninpräparat und berichten, daß sie damit besser einschlafen und tiefer schlafen können. Da die abendlichen Melatonineinnahmen den natürlichen Melatoninrhythmus nachahmen, verursachen sie keine morgendliche Abgeschlagenheit, die so oft bei traditionellen Schlafmitteln auftritt.
Forschungen gehen auch dahin, Melatonin als ein Schlafmittel für die Menschen zu testen, deren Erkrankung ihren Schlaf-wach-Rhythmus in äußerstem Maße stört, wie etwa Menschen mit Alzheimer-Krankheit oder Autismus.

Herz- und Kreislauferkrankungen

Melatonin beeinflußt die elektrische Aktivität des Herzmuskels über den »Kalzium-Kanal«. Dies ist ein Mechanismus, mit dem sich Muskeln nach einer Kontraktur wieder bereit machen. Bei einer Muskelkontraktion wird Kalzium abgegeben. Bevor Kalzium nicht wieder aufgenommen ist, kann keine weitere Kontraktion stattfinden. Dieser sogenannte »Kalzium-Kanal« ermöglicht den Kalzium-Ionen, schnell wieder durch die Zellwand zurückzufließen und bestimmt auch die Schlagkraft des Herzens. Durch die Regulierung des Kalzium-Kanals kann das Herz mit Hilfe von bestimmten Medikamenten effizient arbeiten und zu schnelle Frequenzen verhindern. Auch Melatonin hat eine Wirkung auf diesen Kanal, wenngleich Einzelheiten darüber noch nicht bekannt sind.

Außerdem zeigen Tierversuche, daß Melatonin das Herzgewebe gegen Toxine schützt, wohl durch seine Wirkung als Antioxydans. Melatonin verhindert auch die Bildung von Blutgerinnseln in den Herzkranzgefäßen und vermindert dadurch die Gefahr eines Herzinfarkts.

Durch seine Wirkung auf das Immunsystem kann Melatonin auch Herzkrankheiten verhindern. Wird das Immunsystem beansprucht, bildet der Körper eine große Menge an Corticosteroiden, die wiederum den Blutdruck erhöhen und zu einem Schlaganfall, Herzversagen, Herzinfarkt, Angina pectoris und anderen Herz-Kreislaufproblemen beitragen können. Die Verbindung zwischen Melatonin und dem Herzen wird gegenwärtig weiter erforscht.

Fettsucht

In medizinischen Fachzeitschriften wird oft darüber spekuliert, ob Melatonin eine Rolle bei unserem Körpergewicht spielt, da es auch an der Regulierung der Körpertemperatur und der Geschwindigkeit des Metabolismus (die Geschwindigkeit, mit der unser Körper Energie verbraucht) beteiligt ist. Untersuchungen weisen darauf hin, daß Übergewicht mit einer verminderten Melatoninausschüttung zusammenhängt. Es ist möglich, daß durch einen absinkenden Melatoninspiegel während des Alterungsprozesses die Abstimmung der verschiedenen Körpersysteme aufeinander erschwert wird und dadurch die Fähigkeit des Körpers, Nahrung in Energie zu verwandeln, abnimmt.

Auf der anderen Seite kann auch Übergewicht wiederum unseren Melatoninspiegel beeinflussen. Die Zirbeldrüse produziert täglich eine relativ konstante Menge von Melatonin. Wenn das Körpergewicht zunimmt, nimmt die Konzentration des Melatonin ab. Dies kann, zumindest teilweise, erklären, warum Übergewicht eine zusätzliche Gefährdung für viele Krankheiten bedeutet, die normalerweise als altersbedingte Krankheiten betrachtet werden, wie Herzkrankheit, Schlaganfall oder Diabetes.

Glaukom

Ganz neue Untersuchungen ergaben, daß Melatonin bei der Behandlung des Glaukoms durch eine Minderung des Augeninnendrucks nützlich werden könnte. Dies sind jedoch erste Ergebnisse aus einer Reihe von Untersuchungen, deren Tragweite noch nicht ganz feststeht. Durch eine Reduktion des Augeninnendrucks könnten Melatoninprodukte die Frühsymptome eines Glaukoms auch verschleiern und dadurch eine frühzeitige Behandlung verhindern. Wenn Sie an einem Glaukom erkranken, sollten Sie keine Melatoninpräparate einnehmen, ohne mit Ihrem Arzt Rücksprache zu halten.

Melatonin und die Psyche

Jahreszeitlich bedingte depressive Verstimmung

Schon Hippokrates wußte, daß die Verfassung mancher Menschen im Sommer, anderer Menschen im Winter labil ist. Neuste Forschungen haben gezeigt, daß die Ursache biochemischer Art ist. Manche Menschen sind im Winter gefährdet, an einer schweren Depression zu erkranken, da sie stark auf die geringere Lichtintensität reagieren.
Wegen der engen Verbindung zwischen Licht und dem Melatoninspiegel nehmen viele Forscher an, daß es sich hierbei um eine Störung der Zirbeldrüse handelt. Der stärkste Beweis dafür ist die Behandlung, die bei einer jahreszeitlich bedingten depressiven Verstimmung am besten Abhilfe schafft. Es wird angenommen, daß für die Betroffenen das schwache Winterlicht nicht ausreicht, um die Körperuhr täglich einzustellen. Tatsächlich wurde bei vielen Menschen mit dieser Störung ein von der Norm abweichender Melatoninrhythmus festgestellt. Helles künstliches Licht am Morgen hilft in den meisten Fällen.
Diese Art der Depression ist jedoch komplizierter; es geht nicht nur darum, daß die Zirbeldrüse nicht mehr weiß, wann sie mit der Melatoninproduktion aufhören soll. Das Problem scheint eher ein abnormaler Melatoninrhythmus zu sein.

Wochenbettdepression

Normalerweise steigt der Melatoninspiegel während der Schwangerschaft und fällt nach der Geburt jäh ab. Diese Unterbrechung des normalen Melatoninrhythmus (verstärkt vielleicht durch die Schwierigkeit, nachts durchschlafen zu können) kann zu einer Wochenbettdepression beitragen.

Weitere therapiebedürftige Depressionen

Zumindest einige der »normalen klinischen« Depressionen hängen ebenfalls mit dem Melatoninrhythmus zusammen, obgleich diese Verbindung sehr komplex zu sein scheint. Viele Patienten mit einer schweren Depression erfahren Erleichterung, wenn sie eine Nacht nicht geschlafen haben (obwohl die Symptome zurückkommen, nachdem die Betroffenen endlich doch einschlafen konnten). Außerdem ist ein unterbrochener Schlafrhythmus ein Zeichen für eine Depression. Menschen, die an einer Depression leiden, können oft nachts nicht schlafen und sind deshalb tagsüber müde. Ein weiterer Beweis für die Verbindung zwischen Depression und veränderten Melatoninrhythmen ist die Tatsache, daß viele Antidepressiva die Produktion von Serotonin stimulieren, dasselbe Hormon, aus dem die Zirbeldrüse Melatonin herstellt.

Epilepsie

Melatonin kann dazu beitragen, die Behandlung von Epilepsie zu unterstützen. Durch Untersuchungen wurden bei

Kindern, die an Epilepsie litten, abweichende Muster der Melatoninbildung entdeckt. In Tierversuchen konnte Melatonin zu der Stabilisierung elektrischer Aktivitäten im Gehirn beitragen und damit Anfälle vermeiden.

Alzheimer-Krankheit und Gedächtnisverlust

Eines der interessantesten Forschungsgebiete betrifft die Untersuchung der Auswirkungen von Melatonin auf die Alzheimer-Krankheit. Gegenwärtig gibt es keine Behandlung, die den fortschreitenden Gedächtnisverlust, der bei dieser Krankheit auftritt, aufzuhalten oder zu verlangsamen vermag. Wissenschaftler haben jedoch die Hoffnung, daß Melatoningaben eine Erleichterung beim Krankheitsverlauf und neue Einsichten in die Ursachen und in eine mögliche Behandlung dieser Krankheit bringen könnten.
Man hat festgestellt, daß die Nervenbahnen zwischen Auge und Zirbeldrüse bei Menschen mit Alzheimer-Krankheit aus weniger Nervenzellen bestehen. Außerdem ist bei diesen Patienten ein sehr niedriger Melatoninspiegel festgestellt worden. Eines der Symptome der Alzheimer-Krankheit ist der Verlust des Biorhythmus, der zur Desorientierung der Betroffenen und – zur Bürde der pflegenden Angehörigen – noch zusätzlich beiträgt. An Alzheimer erkrankte Menschen haben oft einen gestörten Schlaf-wach-Rhythmus, sie schlafen tagsüber und sind nachts unruhig beziehungsweise wandern umher. Dieser Verlust der Rhythmik hat scheinbar auch einen destruktiven Einfluß auf das Gedächtnis und die Fähigkeit des Gehirns, neue Erfahrungen zu speichern und einzuordnen. Diese Arbeit des Gehirns geschieht normalerweise, während wir schlafen. Schlafstö-

rungen bei Alzheimer-Krankheit und im Alter tragen zu Gedächtnisverlust bei.
Manche Ärzte verordnen Menschen mit Alzheimer-Krankheit schon heute Melatonin, um diese und andere Symptome zu lindern. In der Zwischenzeit sind eine ganze Anzahl weiterer Studien im Gange, die die Wirkung des Melatonins bei solchen Patienten erforschen sollen. Eine kleine Untersuchung in Japan brachte heraus, daß die Behandlung mit hellem Licht – ähnlich wie bei der jahreszeitlich bedingten depressiven Verstimmung – die Gesamtschlafzeit bedeutend erhöht (wobei sich die Nachtschlafzeit erhöht und die Zeit, die tagsüber geschlafen wurde, verringert hatte). Das heißt, die Schlaf-wach-Rhythmen dieser Patienten konnten durch Melatonin etwas normalisiert werden.

Down-Syndrom

Menschen mit Down-Syndrom sind in vieler Hinsicht wie Kinder, die nie erwachsen werden. Körperlich werden sie jedoch allzu schnell »erwachsen« und zeigen mit 20 Jahren bereits schon charakteristische Zeichen des Alterns: dünner werdendes Haar, Falten, mentalen und körperlichen Abbau.
Es scheint, daß dieser körperliche Abbau zumindest teilweise durch eine schlecht arbeitende Zirbeldrüse verursacht wird. Folgende Punkte können dies nachweisen:

- Die Betroffenen haben oft abnorm hohe oder niedrige Schilddrüsenwerte. Im Labor wurden ähnliche Auswirkungen bei Mäusen beobachtet, denen man die Zirbeldrüse entfernt hatte.
- Schlafmuster bei Menschen mit Down-Syndrom sind oft

gestört. Tatsächlich sind ihre Schlaf-wach-Muster denen alter Menschen ähnlich, deren Schlaf kürzere REM-Phasen (rapid eye movements = schnelle Augenbewegungen) enthält, die Traumphasen des Schlafs, die ausschlaggebend für das Gedächtnis und andere höhere Hirnfunktionen sind.
- Wenn Menschen mit Down-Syndrom älter werden, werden sie auch anfälliger für Infektionen, da ihre Körperabwehr geschwächt ist. Diese größere Neigung zu Infektionen ergibt sich wahrscheinlich auch aus dem niedrigen Melatoninspiegel.

Wissenschaftler nehmen an, daß diese Veränderungen eine Beschleunigung des Alterungsprozesses von Gehirn und Körper darstellen. Sie schlagen vor, durch orale Melatoningaben regelmäßigere Schlaf-wach-Phasen herbeizuführen. Damit könnte die Lebensqualität der Betroffenen und Ihrer Familien erheblich gesteigert werden. Wenn die Melatoningaben bereits ab der Kindheit erfolgen, könnte auch die Immunschwäche behoben werden.

Melatonin und Fortpflanzung

Unfruchtbarkeit

Melatonin spielt bei der jahreszeitlich bedingten Fortpflanzung von Tieren eine Schlüsselrolle in der Hormonregulierung. Durch seine Wirkung auf Hormone wie Östrogen werden auch die menschlichen Fortpflanzungsorgane beeinflußt, was neue Möglichkeiten für die Forschung auf den Gebieten der Fruchtbarkeit und der Verhütung eröffnet. Tatsächlich scheint Melatonin auch bei Menschen eine leichte jahreszeitbedingte Erhöhung der Fruchtbarkeit zu bewirken (zumindest in kühleren Klimazonen), da die Fruchtbarkeit im Sommer größer und die Geburtenrate folglich im Frühjahr höher ist. Dies hat offensichtlich Folgen für die Behandlung von Unfruchtbarkeit (die wahrscheinlich im Sommer erfolgreicher sein wird als im Winter).

Verhütung

In den Niederlanden nehmen gegenwärtig 1200 Frauen an einer Versuchsreihe teil, um ein neues Verhütungsmittel zu testen – eine Kombination von Melatonin und Progesteron, einem weiblichen Hormon, das in den meisten Verhütungsmitteln enthalten ist. Die ersten Ergebnisse zeigen bis jetzt keine Nebenwirkungen, dafür aber eine Zuverlässigkeit, die mit der anderer oraler Kontrazeptiva vergleichbar ist.

Schwangerschaft

Wie wir in dem Abschnitt über Melatonin und Krebs bereits erfahren haben, kann Melatonin die weiblichen Geschlechtshormone beeinflussen. Durch seine Wirkung auf die Geschlechtsorgane könnte Melatonin gegen das Prämenstruelle Syndrom (PMS) und Probleme während der Schwangerschaft eingesetzt werden.
Melatonin spielt eine große Rolle bei der Schwangerschaft. Während der ersten 20 Wochen steigt der Melatoninspiegel um bis zu 300 Prozent an. Melatonin stimuliert die Bildung von Progesteron, einem Hormon, das zur Entspannung der

Gebärmutter beiträgt und das Immunsystem daran hindert, den »fremden« Embryo anzugreifen.

Bei Ratten traten nach einer Entfernung der Zirbeldrüse vermehrt Fehlgeburten auf. Vielleicht wird man Melatonin eines Tages als Frühwarnsystem gegen Fehlgeburten einsetzen können, das erhöhte Gefahr signalisiert, wenn die Melatoninwerte der schwangeren Frau nicht, wie erwartet, ansteigen. Überdies könnten neue Behandlungsmöglichkeiten für Frauen, bei denen ein erhöhtes Risiko für einen Abort besteht, erforscht werden. (Wir wissen allerdings nicht, wie sich Melatonin auf die Schwangerschaft auswirkt, deshalb ist es im Moment am vernünftigsten, während einer Schwangerschaft keine Melatoninpräparate einzunehmen, wenn sie Ihr Arzt nicht ausdrücklich empfiehlt.)

Sexualität

Es ist möglich, daß Melatonin eine wesentliche Rolle in der menschlichen Sexualität spielt, wenngleich noch nicht genügend Untersuchungen vorliegen, um dies zu beweisen. Bei Tieren, die sich jahreszeitlich bedingt paaren, ist Melatonin mit auslösend für die physischen und verhaltensmäßigen Veränderungen, die die Tiere erregen und mit den Werbe- und Paarungsritualen beginnen lassen. Tatsächlich wurde Melatonin bereits von Farmern verwendet, um die Paarungszeit für Schweine zu manipulieren.

Auch wir Menschen haben jahreszeitlich bedingte Paarungsmuster – deshalb gibt es so viele Junikinder. Solche Muster sind bei Menschen allerdings sehr viel weniger ausgeprägt, vielleicht, weil wir das ganze Jahr über in licht- und temperaturkonstanten Gebäuden leben und arbeiten. Trotzdem sind Rhythmen ein wichtiger Faktor in der Sexualität. Die weiblichen Fortpflanzungsorgane folgen beispielsweise einem starken monatlichen Rhythmus, den auch das Melatonin mit bestimmt. Auch Tagesrhythmen scheinen die sexuellen Verhaltensweisen zu bestimmen; manche Menschen sind morgens leichter erregbar, andere abends. Darüber hinaus ist die Sexualität natürlich eng mit den verschiedenen Entwicklungsstufen und dem Alterungsprozeß verbunden (wie der Pubertät und der Menopause). Diese Punkte sprechen alle dafür, daß Melatonin und Faktoren wie Licht und Elektrosmog, die auf den Melatoninspiegel einwirken, sowohl die sexuelle Lust, als auch die Fruchtbarkeit beeinflussen. Es ist zwar zu früh, um gezielte Beweise oder Empfehlungen bieten zu können, doch vielleicht ist es möglich, daß die Strategien zur Verbesserung Ihres Melatoninrhythmus auch auf Ihre Sexualität einen günstigen Einfluß nehmen.

Menopause

Für die meisten Frauen kommt nach der Menopause eine Zeit, in der die Melatoninwerte drastisch absinken, außerdem läßt ein mehr oder weniger stark auftretender allmählicher Kalziumverlust in den Knochen Osteoporose entstehen. Eine Substitutionstherapie mit Östrogen kann helfen, der Osteoporose vorzubeugen, und wie wir gesehen haben, sind Melatonin- und Östrogenproduktion eng miteinander verknüpft. Das heißt, Melatonin könnte auch zur Verhütung von Osteoporose beitragen, indem es die Östrogenwerte reguliert. Tierversuche haben bereits gezeigt, daß die Zirbeldrüse durch Melatoninausschüttung eine zentrale Rolle beim Kalziummetabolismus spielt. Auch deuten sie darauf hin, daß Melatoninpräparate oder eine melatoninfördernde Behandlung und Lebensweise Osteoporose verhüten könnte.

Melatonin bei Neugeborenen

In den ersten drei Lebensmonaten wird im menschlichen Körper kein Melatonin gebildet. Einige Wissenschaftler nehmen an, daß diese »Fehlzeit« ein Faktor für unterschiedliche Zustände bei Neugeborenen sein könnte.
Das Immunsystem beginnt bei Säuglingen erst nach etwa drei Monaten zu arbeiten; vorher werden Säuglinge durch Antikörper, die sie im Uterus von ihrer Mutter bekommen haben, vor Infektionen geschützt.
Auch die uralte Gefahr für Neugeborene und ihre Eltern, die Kolik, könnte durch die unausgereifte Zirbeldrüse ausgelöst werden, wie in der Zeitschrift *Medical Hypotheses* erklärt wurde. Serotonin, das ebenfalls von der Zirbeldrüse hergestellt wird und als die chemische »B-Seite« des Melatonins bezeichnet wird, kann Darmkontraktionen auslösen und somit für die Krämpfe der Säuglinge verantwortlich sein. Es ist möglich, daß Koliken auftreten, weil Serotonin noch nicht durch seinen Gegenspieler Melatonin neutralisiert werden kann. Interessanterweise besteht nach den ersten drei Monaten keine Tendenz mehr zu Koliken, zu dem Zeitpunkt also, zudem die Melatoninbildung beginnt.

Zuviel des Guten?

Manche Krankheiten könnten auftreten, weil der Körper zuviel oder zur falschen Zeit Melatonin bildet.

Migräne

Bei Migräne und migräneartigen Kopfschmerzen gibt es sowohl beschwerdenfreie als auch sehr schlimme Zeiten, und die Symptome verändern sich oft entsprechend der Jahreszeit. Der Wissenschaftler R. Sandyk schreibt in der Fachzeitschrift *International Journal of Neuroscience*, daß eine Migräne ein Symptom für eine Störung der Epiphysenfunktion sein könnte. Sandyk berichtet weiter über die erfolgreiche Behandlung eines Migränepatienten mit elektromagnetischen Feldern (die, wie wir wissen, die Melatoninproduktion der Zirbeldrüse verlangsamen beziehungsweise stoppen).

Multiple Sklerose

Die Ursachen der multiplen Sklerose (MS) sind nicht bekannt, doch scheint es auch zwischen dieser Krankheit und dem Melatoninspiegel eine Verbindung zu geben. Wie Diabetes ist auch MS eine Autoimmunkrankheit; ihre Symptome werden dadurch verursacht, daß der Körper die Hüllen der Nervenbahnen angreift. Bei einer Autoimmunkrankheit ist der Körper nicht in der Lage, zwischen eigenem und fremdem Gewebe zu unterscheiden. Dies kann, zumindest teilweise, durch sinkende Melatoninwerte verursacht werden.
MS ist auch eine vom Alter abhängige Erkrankung. Die ersten Symptome treten meist im Alter um die 20 auf. Viele Fachleute glauben, daß die Krankheit bereits während der Pubertät ausgelöst wird und es einige Jahre dauert, bis die ersten Symptome auftreten.
Wenngleich die Krankheit fortschreitend ist, ist ihr Verlauf

doch nicht geradlinig. Die Symptome, die sich in sowohl körperlicher Schwäche als auch einer gleichermaßen einschränkenden psychischen Depression äußern, wechseln in ihrer Intensität. Phasen physischer Schwäche werden von Phasen mit fast normalen Körperfunktionen abgelöst und umgekehrt. Interessanterweise bessern sich die Symptome oft während einer Schwangerschaft, wenn der Melatoninspiegel hoch ist, und verschlechtern sich gleich nach der Geburt, wenn auch die Melatoninwerte stark abfallen.

In einer Studie stellte Sandyk fest, daß bei einer Gruppe von Patientinnen, die MS hatten, die Melatoninwerte sehr viel niedriger waren als bei einer Gruppe von Patientinnen, die nicht depressiv waren. Da die psychischen und physischen Symptome bei MS oft parallel auftreten, weist dieses Ergebnis darauf hin, daß niedrige Melatoninwerte oder Störungen des Biorhythmus die MS-Symptome verschlechtern und daß die Behandlung mit Melatonin Erleichterung bringen könnte.

Die Nachweise über eine Verbindung zwischen MS und Melatonin sind jedoch verwirrend und manchmal widersprüchlich. Andere Untersuchungen behaupten, daß Melatonin MS nicht lindere, sondern verschlechtere. Sandyk berichtete über eine außerordentliche Verbesserung bei einer 50jährigen Frau, die an MS erkrankt war, nachdem sie mit Magnetfeldern behandelt worden war. Als die gleiche Patientin Melatonin einnahm, verschlechterten sich ihre Symptome. Nach einer zweiten Runde der Behandlung mit magnetischen Feldern besserte sich ihr Zustand wieder.

Parkinson-Krankheit

Sandyk hatte die gleichen Erfolge, als er einen Patienten, der an der Parkinson-Krankheit litt, mit elektromagnetischen Feldern behandelte. Seiner Meinung nach verschlimmerte Melatonin in allen diesen Fällen die Symptome der Erkrankung.

Auf diesen und anderen Gebieten gewinnen Wissenschaftler neue Einsichten in die Wirkungsweise des Melatonins und suchen weiter nach interessanten Entwicklungsmöglichkeiten für neue Behandlungsmethoden und für eine Verbesserung der bestehenden Methoden.

17 Siebzig Jahre und sieben mal sieben dazu?

Im großen und ganzen gaben sich die spanischen Entdecker nicht zu sehr mit tiefschürfenden Reflexionen ab; vielleicht hat sich Ponce de León nicht einmal überlegt, welche Konsequenzen die Entdeckung des vergeblich gesuchten Jungbrunnens nach sich gezogen hätte.
Diejenigen, die heute die neuesten Felder der Medizin entdecken, verbringen einen beträchtlichen Teil ihrer Zeit damit, sich mit den möglichen Konsequenzen ihrer Arbeit auseinanderzusetzen. Das Gebiet der lebensverlängernden Medizin ist vielleicht das Gebiet, das die tiefgreifendsten Fragen darüber, wer wir sind und wie wir leben, aufwirft. Die Fragen nach dem Verhältnis von Quantität zu Qualität unseres Lebens stellen sich angesichts neuer Möglichkeiten immer wieder. Nur wenige Menschen wären an einem verlängerten Leben interessiert, das nur noch aus Desorientierung, Unwohlsein und Abhängigkeit bestände. Unter Ärzten und Laien besteht heute die fast einhellige Meinung, daß bei Sterbenden keine »heroischen« Maßnahmen wie eine künstliche Beatmung mehr eingeleitet werden sollten, da sie nicht dem besten Interesse des betreffenden Menschen dienen, ja, unmoralisch sein können. Wenn wir von Lebensverlängerung reden, müssen wir mehr als nur zusätzliche Jahre meinen.
Einerseits geht es in der Medizin fast hauptsächlich um lebensverlängernde Maßnahmen. Wie man aus Statistiken von Lebensversicherungen entnehmen kann, war die mo-

derne Medizin hier bis jetzt auch sehr erfolgreich. Fortschritte sind überwiegend für die Jüngeren auf der Altersskala eingetreten, etwa durch die Abnahme der Kindersterblichkeitsrate durch die Entwicklung von Antibiotika, die die Möglichkeit eröffneten, Infektionen zu bekämpfen. Vor noch nicht allzu langer Zeit gab es auch Durchbrüche in der Behandlung von Herz- und Krebserkrankungen bei Menschen mittleren Alters.
Doch diese Fortschritte, so überwältigend sie sind, haben das oberste Ende der Altersskala noch kaum berührt. Verglichen mit der Zeit vor hundert Jahren erleben sehr viel mehr Menschen ihr siebzigstes oder achtzigstes Lebensjahr. Wenn sie dieses Alter jedoch erreicht haben, ist ihre noch verbleibende Lebenserwartung im Blick auf die Lebensqualität nicht viel anders als früher. Kurz gesagt, Kindheit und Jugend sind dank der modernen Medizin sehr viel weniger gefährlich als früher. Weitere Verbesserungen für alte Menschen werden aber von der Fähigkeit der Medizin abhängen, die gleichen Ergebnisse auch für die letzten Dekaden des Lebens zu erzielen.
Alte und erfahrene Arbeitnehmer könnten ihre letzten Lebensjahrzehnte besser nutzen, vorausgesetzt, wir verändern einen Arbeitsplatz entsprechend ihren Bedürfnissen. Wenn Menschen länger leben (und damit auch mehr Geld brauchen), könnte das traditionelle Ruhestandsalter von 65 ins Wanken kommen. Zum Teil wird dies aus einer Notwendigkeit heraus geschehen müssen, andererseits aber auch freiwillig. Viele Menschen werden mit 65 ihren Beruf noch nicht aufgeben wollen. Sie haben vielleicht gerade die Spitze ihrer Macht, ihres Prestiges, ihrer Kompetenz und Vergütung erreicht. Warum sollten sie in diesem Moment in einen verlängerten und verfrühten Ruhestand gehen?
Es wird wahrscheinlich mehr Menschen geben, die, nach-

dem sie die eine Karriere beendet haben, einen neuen Beruf ergreifen. Wenn sie finanziell versorgt sind und noch zehn oder zwanzig Jahre aktiven Lebens vor sich haben, könnten sie sich Zeit nehmen, langgehegte Träume – etwa in der Kunst oder beim Theater – zu erfüllen. Und sie werden vor allem eine ein Leben hindurch angesammelte Erfahrung mitbringen und anwenden können.
Ihre Arbeitgeber, Kollegen und Mitarbeiter werden ebenfalls davon profitieren. Wenn jemand in den Ruhestand geht, geht meist ein Teil des »kollektiven Wissens« der Organisation verloren (die Menschen, die Ihnen sagen, daß Ihre neueste Idee schon 1956 ausprobiert wurde und schon damals nicht funktionierte). Es gibt dann niemand mehr, der weiß, wie sich die Organisation über die Jahre verändert hat, beziehungsweise was davon noch erhalten ist. Es gibt auch niemanden mehr, der einem sagt, daß der Ordner, den man sucht, in der dritten Schublade von oben ganz hinten ist.
Welche Auswirkungen wird die Langlebigkeit auf unsere Kultur haben? Es wird behauptet, daß Amerika eine Jugendkultur hat. Wir neigen zu der Annahme, daß ein derartiges Lebensgefühl so bleiben muß. Wir hören, daß es etwas mit unserem nationalen Bewußtsein zu tun hat und daß es ferner damit zu tun hat, daß Amerika im Gegensatz zu den alten und konventionellen Nationen Europas eine junge Demokratie der Neuen Welt ist. Man sagt, wir hätten es im Blut. Unsere Vorliebe für Blue Jeans, Kaugummi, Sportwägen und Rock'n'Roll ist Ausdruck dieses nationalen Charakters.
Nun, vielleicht. Doch Rock'n'Roll und Blue Jeans gibt es auch in Europa. Außerdem haben die Amerikaner erst in den vergangenen Jahrzehnten damit begonnen, der Jugendlichkeit einen so hohen Wert zuzuschreiben. Vor

200 Jahren mußten die Menschen noch nicht den »Grauschimmer bekämpfen«, sondern sie trugen gepuderte Perücken, die sie älter aussehen ließen.
Man könnte statt dessen behaupten, daß der Jugendkult in Amerika, aber auch in anderen Ländern, mehr mit Demographie als mit Schicksal zu tun hat. Der Babyboom der fünfziger Jahre (geburtenstarke Jahrgänge) hat eine Kultur kreiert, die von den Ideen und Interessen der Jugend geprägt wird. Seit diese Generation sich nun aber auf das mittlere Alter zubewegt, hat sich auch eine kulturelle Verschiebung eingestellt, die mit ihren mehr nüchternen Werten an die Stelle des Überschwangs der Jugend tritt. Das »Trau keinem über 30« wird nun durch ein »Werde erst wer« ersetzt.
Sogar unsere Ansicht von Schönheit ist diesem demographischen Trend gefolgt. Wer hätte in den sechziger Jahren gedacht, daß es einmal so viele berühmte und angebetete Stars von 40 oder 50 Jahren geben würde? Heute gibt es überall Sexsymbole im mittleren Lebensalter. Es kann wohl nicht sein, daß diese schönen Menschen zufällig anmutiger alt geworden sind als Gleichaltrige in der Vergangenheit. Unsere kulturellen Normen, Richtgrößen, Standards haben sich analog zur Zusammensetzung der Bevölkerung verändert.
Was können wir als kulturelle Konsequenz dann erwarten, wenn Menschen länger und gesünder leben? Wahrscheinlich wird sich der Schwerpunkt auf die Werte, die mit Alter assoziiert werden, noch vergrößern und der Konservatismus zunehmen. Es wird für Erfahrung und Tradition anstatt für Erneuerung und Revolution geworben werden. In der Kunst wird es vielleicht eine wachsende Bewunderung für klassische Formen und Techniken geben und weniger Interesse dem Avantgardismus und den Experimentellen gel-

ten. Das braucht nicht zu bedeuten, daß wir alle Blue Jeans gegen Tweed-Jacken austauschen werden. Es heißt auch nicht, daß Rock'n'Roll tot ist. Doch selbst diese Symbole der ewigen Jugend bekommen allmählich leicht graue Schläfen.

Natürlich ist es nicht möglich, vorauszusagen was sein wird, wenn es uns gelingt, die menschliche Lebenserwartung bedeutend zu verlängern. Zweifelsohne werden manche der Veränderungen positiv sein, andere negativ. Die größte Gefahr ist aber, daß wir nicht vorbereitet sind. Wie Sie gesehen haben, bringen zusätzliche Lebensjahre einschneidende Veränderungen. Es besteht die Gefahr, daß wir diese Veränderungen, weil sie langsam geschehen, übersehen und nicht tun, was wir tun müssen, um dafür bereit zu sein. Andererseits ist diese Revolution bereits seit einem Jahrhundert im Gange. Das Altern breiter Bevölkerungskreise hat unerwartete Kosten und Konsequenzen mit sich gebracht, aber auch große Vorteile – wie etwa eine gesündere Bevölkerung, produktivere Menschen und, last but not least, unzählige Kinder, die die Möglichkeit bekamen, die Liebe und Zuwendung der älteren Generationen zu spüren.
Letztendlich haben die sozialen Folgen weniger Gewicht als die Auswirkungen auf das Individuum. Jeder von uns kennt Menschen, die heute nicht leben würden, gäbe es nicht die lebensverlängernden Fortschritte der modernen Medizin.

Literatur

Über die Melatoninforschung wird hauptsächlich in Fachzeitschriften berichtet. Da dieses Buch sich an interessierte Laien richtet, habe ich die Literaturhinweise im laufenden Text auf ein Minimum beschränkt. Für die Leser und Leserinnen, die sich für Forschungsberichte interessieren und detaillierte Angaben über bestimmte Ergebnisse möchten, ist hier eine Liste mit den wichtigsten Veröffentlichungen der Melatoninforschung:

»Alcohol, Drug Abuse, and Mental Health Administration. Hickory Dickory Dock/Who's inherited mousie's clock?« In: *The Journal of the American Medical Association* 4 (1992), 480(1)

Aldeghi, R. / Lissoni, P. / Barni, S. et al: »Low-dose Interleukin-2 subcutanous immunotherapy in association with the pineal hormone melatonin as a first-line therapy in locally advanced or metastatic hepatocellular carcinoma.« In: *Eur J Cancer* 30A(2) (1994), 167-70

Bureau, Y.R. / Persinger, M.A.: »Geomagnetic activity and enhanced mortality in rats with acute (epileptic) limbic lability.« In: *Int J Biometeorol* 36(4) (1992), 226-32

Cagnacci, A. / Elliott, J.A. / Yen, S.S.: »Melatonin: a major regulator of the circadian rhythm of core temperature in humans.« In: *J Clin Endocrinol Metab* 75(2) (1992), 447-52

Caroleo, M.C. / Doria, G. / Nistico, G.: »Melatonin restores immunodepression in aged and cyclophosphamide-treated mice.« In: *Ann N J Acad Sci* 31(719) (1994), 343-52

Chen, L.D. / Kumar, P. / Reiter, R.J. / Yaga, K. et al: »Melatonin reduces 3H-nitrendipine binding in the heart.« In: *Proc Soc Exp Biol Med* 207(1) (1994), 34-37

Chen, L.D. / Kumar, P. / Reiter, R.J. / Yaga, K. et al: »In vivo and in vitro effects of the pineal gland and melatonin on [Ca(2+) + Mg2+]-dependent ATPase in cardiac sarcolemma.« In: *J Pineal Res* 14(4) (1993), 178-83

Cooper, K.H.: *Dr. Kenneth Cooper's antioxidant revolution.* Nashville: Thomas Nelson Inc, 1994

»Cure for the winter blues.« In: *Technology Review* 90(8) (1994), 12(2)

»Do you crave Light?« In: *HeartCare* 3(1) (1990), 16(1)

Dori, D. / Casale, G. / Solerte, S.B. / Fioravanti, M. et al: »Chrono-neuroendocrinological aspects of aging and senile dementia.« In: *Chronobiologia* 21(1-2) (1994), 121-26

Elias, M.: »The mysteries of melatonin.« In: *Harvard Health Letter* 18(8) (1993), 6(3)

Guardiola-Lemaitre, B. / Lenegre, A. / Porsolt, R.D.: »Combined effects of diazepam and melatonin in tow tests for anxiolytic activity in the mouse.« In: *Pharmacol Biochem Behav* 41(2) (1992), 405-8

»Hormone pills and sleep.« In: *Executive Health's Good Health Report* 30(8) (1994), 8(1)

»Inhibition of melatonin secretion by ethanol in man.« In: *Metabolism* 42(8) (1993), 1047-51

Laakso, M.L. / Leinonen, L. / Hatonen, T. / Alila, A. / Heiskala, H.: »Melatonin, cortisol and body temperature rhythms in Lennox-Gastaut patients with or without circadian rhythm sleep disorders.« In: *J Neurol* 240(7) (1993), 410-16

Lesnikov, V.A. / Korneva, E.A. / Dall'ara, A. / Pierpaoli, W.: »The envolvment of pineal gland and melatonin in immunity and aging: II. Thyrotropin-releasing hormone and melatonin forestall involution and promote reconstitution of the thymus in anterior hypothalamic area (AHA)-lesioned mice.« In: *Int J Neurosci* 62(1-2) (1992), 141-53

Lesnikov, V.A. / Pierpaoli, W.: »Pineal cross-transplantation (old-to-young and vice versa) as evidence for an endogenous aging clock.« In: *Ann N Y Acad Sci* 31(719) (1994), 456-60

»Light sleepers.« In: *The Economist* 323(7754) (1992), 85(2)

Lissoni, P. / Barni, S. / Ardizzoia, A. / Olivini, G. et al: »Cancer immunotherapy with low-dose Interleukin-2 subcutaneous administration: potential efficacy in most solid tumor histotypes by a concomitant treatment with the pineal hormone melatonin.« In: *J Biol Regul Homeost Agents* 7(4) (1993), 121-25

Lissoni, P. / Barni, S. / Tancini, G. / Ardizzoia, A. et al: »Immunotherapy with subcutaneous low-dose Interleukin-2 and the pineal indole melatonin as a new effective therapy in advanced cancers of the digestive tract.« In: *Br J Cancer* 67(6) (1993), 1404-7

Lissoni, P. / Barni, S. / Cazzaniga, M. / Ardizzoia, A. et al: »Efficacy of the concomitant administration of the pineal hormone melatonin in cancer immunotherapy with low-dose IL-2 in patients with advanced solid tumors who had progressed on IL-2 alone.« *Oncology* 51(4) (1994), 344-47

Lissoni, P. / Barni, S. / Cazzaniga, M. / Ardizzoia, A. et al: »A randomised stdy with subcutanous low-dose Interleukin-2 alone vs Interleukin-2 plus the pineal neurohormone melatonin in advanced solid neoplasms other than renal cancer and melanoma.« In: *Br J Cancer* 69(1) (1994), 196-99

Lissoni, P. / Barni, S. / Tancini, G. / Rovelli, F. et al: »A study of the mechanisms involved in the immunostimulatory action of the pineal hormone in cancer patients.« In: *Oncology* 50(6) (1993), 399-402

Lissoni, P. / Rovelli, F. / Tisi, E. / Ardizzoia, A. et al: »Endocrine effects of human recombinant Interleukin-3 in cancer patients.« In: *Int J Biol Markers* 7(4) (1992), 230-33

Lissoni, P. / Brivio, F. / Ardizzoia, A. / Tancini, G. / Barni, S.: »Subcutaneous therapy with low-dose Interleukin-2 plus the neurohormone melatonin in metastatic gastric cancer patients with low performance status.« In: *Tumori* 79(6) (1993), 401-4

»Living in perpetual twilight.« In: *Nutrition Health Review Winter* (61) (1992), 5(1)

»Melatonin for jet lag.« In: *American Family Physician* 40(3) (1989), 272(1)

Maestroni, G.J. / Conti, A. / Lissoni, P.: »Colony-stimulating activity and hematopoietic rescue from cancer chemotherapy compounds are induced by melatonin via endogenous Interleukin-4.« In: *Cancer Res* 54(17) (1994), 4740-43

»Melatonin« (editorial) In: *British Medical Journal* 307(6910) (1993) 952(2)

»Melatonin pills for sleep?« In: *Consumer Reports* 59(10) (1994), 657(1)

Mishima, K. / Okawa, M. / Hishikawa, J. / Hozumi, S. et al: Morning bright light therapy for sleep and behaviour disorders in elderly patients with dementia.« In: *Acta Psychiatr Scand* 89(1) (1994), 1-7

Moccegiani, E. / Bulian, D. / Santarelli, L. / Tibaldi, A. et al: »The immuno-reconstituting effect of melatonin or pineal grafting and its relation to zinc pool in aging mice.« In: *J Neuroimmunol* 53(2) (1994), 189-201

Moccegiani, E. / Bulian, D. / Santarelli, L. / Tibaldi, A. et al: »The zinc-melatonin interrelationship. A Working hypothesis.« In: *Ann N Y Acad Sci* 719 (1994), 298-307

Molina-Carballo, A. / Acuna-Castroviejo, D. / Rodriguez-Cabezas, T. / Munoz-Hoyos, A.: »Effects of febrile and epileptic convulsions on daily variations in plasma melatonin concentration in children.« In: *J Pineal Res* 16(1) (1994), 273-83

Morrey, K.M. / McLachlan, J.A. / Serkin, C.D. / Bakouche, O.: »Activation of human monocytes by the pineal hormone melatonin.« In: *J Immunol* 153(6) (1994), 2671-80

Munson, M. / Gutfeld, G.: »Bag the lag: pill helps ease fatigue from jet travel.« In: *Prevention* 45(12) (1993), 24(1)

Murphy, P.J. / Badia, P. / Myers, B.L. / Boecker, M.R. / Wright, K.P.Jr. / Schlager, D.S.: »Early morning administration of short-acting beta blockers for treatment of winter depression.« In: *Am J Psychiatry* 151(9) (1994), 1383-85

National Cancer Institute: »Stage-dependent depression of melatonin in patients with primary breast cancer.« In: *NCI Cancer Weekly* August 28 (1989), 19(1)

Neri, B. / Fiorelli, C. / Moroni, F. / Nicita, G. et al: »Modulation of human lymphoblastoid interferon activity by melatonin in metastatic renal cell carcinoma. A phase II study.« In: *Cancer* 73(12) (1994), 3015-19

»Nonsteroidal-antiinfammatory drugs affect normal sleep patterns in humans.« In: *Physiol behav* 55(6) (1994), 1063-66

Pang, C.S. / Brown, G.M. / Tang, P.L. / Cheng, K.M. / Pang, S.F.: »2-[1251]iodomelatonin bindings sites in the lung and heart: a link between the photoperiodic signal, melatonin and the cardiopulmonary system.« In: *Biol Signals* 2(4) (1993), 228-36

Pierpaoli, W.: »Pineal grafting and melatonin induce immunocompetence in nude (athymic) mice«. In: *Int J Neurosci* 68(1-2) (1993), 123-31

Pierpaoli, W. / Lesnikov, V.A.: »The pineal aging clock. Evidence, models, mechanisms, interventions.« In: *Ann N Y Acad Sci* 719 (1994), 461-73

Pierpaoli, W. / Regelson, W.: »Pineal control of aging: effect of melatonin and pineal grafting on aging mice.« In: *Proc Natl Acad Sci* USA 91(2) (1994), 787-91

Pierrefiche, G. / Topall, G. / Courboin, G. / Henriet, I. / Laborit, H.:

»Antioxidant activity of melatonin in mice.« In: *Res Commun Chem Pathol Pharmacol* 80(2) (1993), 211-23

Pinsky, Mark: *The EMF book*. New York: Warner Books, 1995

Puy, H. / Deybach, J.C. / Baudry, P. / Callerbert, J. et al: »Decreased nocturnal plasma melatonin levels in patients with recurrent acute intermittant porphyria attacks.« In: *Life Sci* 53(8) (1993), 621-27

Rojdmark, S. / Wikner, J. / Adner, N. / Andersson, D.E. / Wetterberg, L. / Furuya, J. / Yamamoto, K. / Kohno, N. / Saitoh, J.: »5-Fluorouracil attenuates an oncostatic effect of melatonin on estrogen-sensitive human breast cancer cells (MCF7).« In: *Cancer Lett* 81(1) (1994), 95-98

Sandky, R.: »Alzheimer's disease: improvement of visual memory and visuoconstructive performance by treatment with picotesla range magnetic fields.« In: *Int J Neurosci* 76(3-4) (1994), 185-225

Sandyk, R. / Tsagas, N. / Anninos, P.A.: »Melatonin as a proconvulsive hormone in humans.« In: *Int J Neurosci* 63 (1-2) (1992), 125-35

Sweeney, D.N.: Overcoming insomnia. New York: Dutton, 1989

Sze, S.F. / Liu, W.K. / Ng, T.B.: »Stimulation of murine splenocytes by melatonin and methoxytryptamine.« In: *J neural Transm Gen Sect* 94(2) (1993), 115-26

Tan, D. / Reiter, R.J. / Chen, L.D. / Poeggeler, B. et al: »Both physiological and pharmacological levels of melatonin reduce DNA adduct formation induced by the carcinogen safrole.« In: *Carcinogenesis* 15(2) (1994), 215-18

Toghi, H. / Abe, T. / Takahashi, S. / Kimura, M. et al: »Concentrations of serotonin and its related substances in the cerebrospinal fluid in patients with Alzheimer type dementia.« In: *Neurosci Lett* 141(1) (1992), 9-12

Viviani, S. / Bodoli, P. / Spinazze, S. / Rovelle, F. / Lissoni, P.: »Normalization of the light/dark rhythm of melatonin after prolonged subcutaneous administration of Interleukin-2 in advanced small cell lung cancer patients.« In: *Pineal Res* 12(3) (1992), 114-17

West, S.K. / Oosthuizen, J.M.: »Melatonin levels are decreased in rheumatoid arthritis.« In: *J Basis Clin Physiol Pharmacol* 3(1) (1992), 33-40

Wilson, S.T. / Blask, D.E. / Lemus-Wilson, A.M.: »Melatonin augments the sensitivity of MCF-7 human breast cancer cells to tamoxifen in vitro.« In: *J Clin Endocrinol Metab.* 75(2) (1992), 669-70

Register

Abwehr, humoral 62f.
Abwehr, zellulär 62–66
Alphablocker 188–192
Alter:
– Alterungsprozeß 40f., 43–47
– einheitliche Theorie 45–47
– Evolution 21
– folkloristische Betrachtungen 13f.
– Forschung 36–40, 42, 67
– Freie Radikale 58–60
– Immunsystem 67
– Kontrollversuche 13f., 22f., 36–39, 45, 235–239
– Melatonin 16, 34, 36–47
– Verständnis 18–21
Alzheimer-Krankheit 8, 17, 37, 139, 225f.
Antikörper 63
Antioxidantien
– Diät, Förderung durch 141–149
– Dosierung, optimale 154
– Forschung 55–57
– Freie Radikale-Fresser 55–57
– Melatonin als 57f.
– Nahrungsmittel, Haltbarkeit in 147f.
– Quellen 141–146
– Vorteile 55–57
siehe auch Freie Radikale; zelluläre Oxydation

Arteriosklerose 53
Arthritis 51, 67, 193
Autismus 17, 139
Autoimmunkrankheiten 62, 232
Autoimmunreaktion 40

Betablocker 188–192
Beta-Karotin 55f., 144–147, 154
biologische Uhr 22, 137–140
siehe auch innere Uhr
biologischer Rhythmus 23f., 103, 137–139
– Einschätzungen 112–121
– Aufzeichnen 105–111
siehe auch Zeitverschiebung; Hell/Dunkel; sonnenausgerichtete Lebensweise
Blindheit 68, 139
Bluthochdruck 16
Boston, Medizinische Fakultät der Universität von 150
Brustkrebs
siehe Krebs

Carnegie-Mellon-Universität 88
Cholesterin 53f.
Chronobiologie 202
Cooper, Dr. Kenneth 165f.

Daan, Serge 203
de León, Ponce 13, 23–25, 235
Depression 66, 85f., 131, 223f.

depressive Verstimmungen, jahreszeitlich bedingte 122, 133–135, 223
Diabetes 8, 62, 67, 74
Diät, melatoninfreundliche 141
– Antioxydantien, Erhöhen der 141–149
– Eisenzufuhr, eingeschränkte 157f.
– Immunsystem 151–154
– Kalorienzufuhr, eingeschränkte 156f.
– Krebs 150f.
– Melatonin 158f.
– Nahrungsrichtlinien 159f., 164
– Tryptophanzufuhr 155f.
– Vegetarier 157f., 212
DNA, Beschädigung der 15, 49, 57f.
Dopamine 30
Down-Syndrom 22, 226f.
Dunkelheit
siehe Hell/Dunkel
Durchblutungsstörungen 51

Eisen, kontrollierte Zufuhr 157f.
elektrische Felder 81f.
elektromagnetische Felder:
– Auswirkungen 87, 174–187
– Erklärung 80–83, 170–175
– Forschung 82–88
– Haushalts- und Elektrogeräte 173f., 182–187
– Kontroverse über 79–83
– Krebserkrankungen 79, 83–85
– Melatoninpräparate gegen 217f.
– Melatoninproduktion 83–86, 89

– Messung 175f.
– Stromleitungen 177–180
– Stromverkabelung im Haushalt 180–182
– Zirbeldrüse 79f., 83–85, 170
Elektrosmogmenge, realistische Einschätzung 88–90, 173f.
endoktrines System 30f., 40, 188
Endometrium, Krebs des
siehe Krebs
Epilepsie 224f.
ER-positive Tumore 71–73

Fettsucht 45, 74, 222
Fitneßprogramm zur Reduzierung von Freien Radikalen 165–169
Flavine 57
Flavonoide 154
Florida 13, 25
folkloristische Betrachtungen, Lebensverlängerung 13f.
Folsäure 154
Fortpflanzung 227–231
Freie Radikale:
– Alterungsprozeß 52, 58–60
– Antioxidantien 55–57
– Arteriosklerose 53f.
– Eisen als Erzeuger 157
– Fitneßprogramm zur Reduzierung 165–169
– Kontaktmöglichkeiten 162–164
– Neutralisieren 161–169
– Quelle 52
– Verletzungen als Ursache 164
siehe auch Antioxidantien

Gedächtnisverlust 17, 225f.
  siehe auch Vergeßlichkeit
Glaukom 222f.
Gleichgewicht, körperliches 7
Glutaminsäure 59f.
Glutathione 57
grauer Star 51, 55

Harvard Universität 56f., 144
Hell/Dunkel 8, 14, 102f., 122, 195f.
– Immunsystem 46
– Melatononproduktion 14f., 23–25, 32–34, 50f., 67, 72, 105
– Rhythmus 103–105
  siehe auch biologischer Rhythmus; sonnenausgerichtete Lebensweise
Herzinfarkt 16, 53, 28
Herzkrankheiten 8, 15, 53f., 221f.
Hippokrates 223
Hormone 27, 30f., 43f., 85

IL–2
  siehe Interleukin–2
Immunsystem:
– Alter 67
– Forschung 67
– Immuntherapie 75f.
– Licht 46
– Mechanismus 61–67
– Medikamente 196
– Melatonin 61–67, 216f.
– Unterstützung 56, 151–154, 216f.
– Zusammenbruch des 40f.
Informationsnetz des Körpers 29–32
Interleukin 74–77, 148, 152

Jahrbuch der »Acadamy of Sciences« 27
JAMA (Journal of the American Medical Association) 166
Journal of the National Cancer Institute 55
Jungbrunnen 13f., 25, 210

Kalorienzufuhr, eingeschränkte 156
Kommunikation, Zusammenbruch der 40f.
Körperrhythmus, Zusammenbruch des 40f.
Kortikosterone 31f., 64, 196, 216
Krebs:
– Alterungsprozeß, Folge des 37
– Antioxidantien, Bekämpfung mit
  siehe Antioxidantien
– Blindheit 68
– Brust 16, 68f., 71–73, 83, 85
– Diät gegen 150f.
– elektromagnetische Felder 79–90
– Endometrium 73f.
– Erkrankungen, hormonabhängig 85
– Forschung 68–78
– Lungen 77
– Melatonin 57–79
– Prostata 69, 72
– Vorbeugemaßnahmen 15f.
Kreislauferkrankungen 221
Kupfer 153f.

Lamm, Richard 21
Lancet 56
Landwirtschaftsministerium 55

Lebenserwartung 19–21, 93
– Auswirkung von Diäten 22, 38f.
– Forschung 22f., 26–29
– Melatonin 38f.
– Verlängerung der 235–239
siehe auch Alter
Lebensweise, Veränderung der 93–101, 112, 121, 192
– Krankheit 102
siehe auch sonnenausgerichtete Lebensweise
Lesnikow, Vladimir 39
Leukämie 78, 83
Luftverschmutzung 162f.
Lupus Erythematodes 62
Lymphomen 66
Lymphozyten 63, 65

Magnetische Felder 81f.
Medical Hypotheses 231
Medikamente und Melatonin:
– Alpha- und Betablocker 188–192
– Benzodiazepin-Tranquilizer 194
– Immunsystem 196
– Marihuana 195
– Nichtsteroidale
– Antirheumatika 192f.
– Psychopharmaka 196
– Schlafzyklen 193
– Sedativa 194
– Stimulantien 193f.
– Verhältnis zu
– Melatonin 188
– Auswirkung von Melatonin auf 188–198
Melanin 49

Melatonin:
– als Medikament 220
– Alterungsprozeß 16, 36–47
– Alzheimer-Krankheit 17
– Antioxydant 15f., 28f., 48–52, 57f., 64
– Autismus 17
– Balance 7
– Darm 41–43
– Diät 42, 141–161
– elektromagnetische Felder 79–90
– Entstehung 50f.
– Erhöhen der Antioxydantien 141f.
– Forschung 16f., 27–30, 50f., 219–234
– Fortpflanzung 227–231
– Funktion 22f., 32–34, 41
– Geschichte 50
– Haupt-/Schlüsselhormon 28, 41, 61f., 64, 70
– Immunsystem 17, 28f., 61–67, 70
– innere Uhr 41
– Jahreszeiten 72
– Krebs 15–17, 68–78
– Lebensstil 93–101
– Medikamente und ihre Wirkung auf 188
– Medikamente, Wirkung auf 197–199, 216f.
– Melatoninpräperate
siehe Einzelbeispiele
– Namensgebung 27
– Neugeborene 231
– prämenstruelle Beschwerden 17
– Produktionsmengen 8f., 15f.,

33, 44f., 72, 159f., 189, 192, 231–234
– Psyche 223–227
– Schlafmittel 17, 28, 216
– Sexualität 229f.
– Verdauungstrakt als Quelle 41–43
– Wirkung 14–17, 28f.
– Wirkung von Licht
  siehe biologischer Rhythmus; Hell/Dunkel, sonnenausgerichtete Lebensweise
– Zeitverschiebung 200–206
Melatonin als Medizin:
– Schlafstörungen 220
– Fettsucht 222
– Glaukom 222f.
– Herz- und Kreislauferkrankungen 28, 221
Melatoninpräparate 8f., 207–210, 219
– Anwendungsregeln 193, 197–202
– Bedarf 210f.
– spezielle Anwendung 88f., 124f., 132, 214–218
– tägliche Einnahme 211–214
Menopause 230f., 74
Methusalem 19, 38
Migräne 232
Morbus Hodgkin 78
Multiple Sklerose 51, 232f.
Muskeldystrophie 51
Myelom, multiples 78

National Cancer Institute 150
Netzwerk, Zerstörung des neuralen 59
Neuronen 59

Neurotransmitter 30, 189–191
nichtsteroidale Antirheumatika 192f.

Oregon, Universität von 202
Osteoporose 230f.
Östrogen 70f., 73
– Substitutionstherapie 230

Parkinson-Krankheit 51, 234
Pasteur, Louis 46
Phasenverschiebung 134
Pierpaoli, Walter 36, 38f.
Pinealozyt 190
Progesteron 228
Prostatakrebs
  siehe Krebs
psychisches Gleichgewicht 85f.
  siehe auch Depression
Psychopharmacology Bulletin 203
Pubertät 27

Rauchen, Quelle von Freien Radikalen 162
Reiter, Russel J. 26, 28, 51
Röntgenstrahlen 217

San Gerardo Hospital 76
Sandyk, R. 232–234
Schichtarbeit 125–127, 206, 215f.
  siehe auch biologischer Rhythmus
Schlaf:
– Melatonin als -mittel 23, 28, 216, 220
– -muster 15, 193–196, 220, 227f.
  siehe auch biologischer Rhythmus;

Hell/Dunkel; sonnenausgerichtete Lebensweise
Schlaganfall 17
Schwangerschaft 228f.
Selen 56, 156, 154
Serotonin 30, 32, 129, 155, 198
Sexualität 229f.
Signale, chemische 30
sonnenausgerichtete Lebensweise:
– Arbeitsplatz 123–127
– familiärer Bereich 127f.
– Freizeit 136f.
– körperliche Betätigung 136f.
– lichtabhängige
– Schlafenszeit 128–130
– Schlafmuster 130–133
– Sonnenlicht 135f.
– Umgebung 122f.
– Stimmungsschwankungen 133–135
Sonnenbrand 218
Sonnenlicht
siehe biologischer Rhythmus; Hell/Dunkel; sonnenausgerichtete Lebensweise
Stimulantien 159
Strahlenvermeidung 163f.
siehe auch Röntgenstahlen
Streßreduzierung 164, 216

T-Helferzellen 56
Tamoxifen 71
Testosteron 70–72
Thymus 66
Tod, überlisten 13
Trufts-Universität 143

Tryptophan 129, 155f.
Tulane School of Medicine 73

ultraviolettes Licht 49, 135, 164, 144
Umweltschutzbehörde, amerikanische 172, 185
Unfruchtbarkeit 227

Verdauung 41–43
Vergeßlichkeit 59, 104, 189
siehe auch Gedächtnisverlust
Verhütung 227
Verhütungsmittel 72, 197
Verletzungen 164, 218
Vitamin A 146, 148f., 154
Vitamin B_6 152, 154
Vitamin B_{12} 154
Vitamin C 55–57, 143f., 147f., 158, 162
Vitamin D 149, 154
Vitamin E 55–57, 142–144, 147, 149

White, Carrie 25

Zeitgeber 138f.
Zellschädigung 5
siehe auch Freie Radikale; zelluläre Oxydation; Antioxydantien
Zellsterblichkeit 18f.
zelluläre Oxydation 15, 48f.
siehe auch Antioxydantien
Zielpulsfrequenz 167–169
Zink 56, 153f.
Zirbeldrüse 26–35
– Abbildung 24
– Alterungsprozeß 39

– Aufgabe 28f.
– biologische Uhr 22f., 137–140
– elektromagnetische Felder 79f., 83–90
– Forschung 26–29, 45–47, 69f.
– Funktion 32f., 41, 67, 188
– Geschichte 26–28
– Immunsystem 61f.
– Jungbrunnen 14–17
– Melatoninproduktion, Stufen der 14f., 23f., 44–47
– Pubertät 27

zirkadianer Rhythmus
siehe biologischer Rhythmus

Bezugsquellenhinweis
Melatonin ist in Deutschland zum Beispiel in Form des Präparates Melatone erhältlich. Obwohl Melatone in anderen Ländern als Nahrungsergänzungsmittel geführt wird, darf es in Deutschland nur auf Rezept des Arztes verordnet werden. Wenn Sie Melatone kaufen wollen, bitten Sie Ihren Apotheker, es für Sie zu bestellen bei:

NOVAMEX Dr. Neumeyer GmbH
Struenseestr. 3
22767 Hamburg
Tel. 040/38 19 21